增補經驗喉科紫珍集

朱翔宇 撰

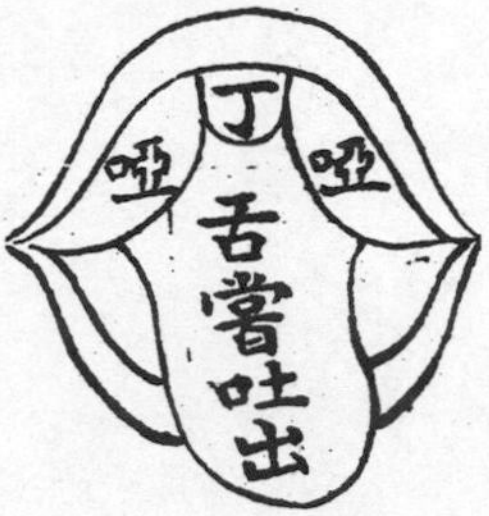

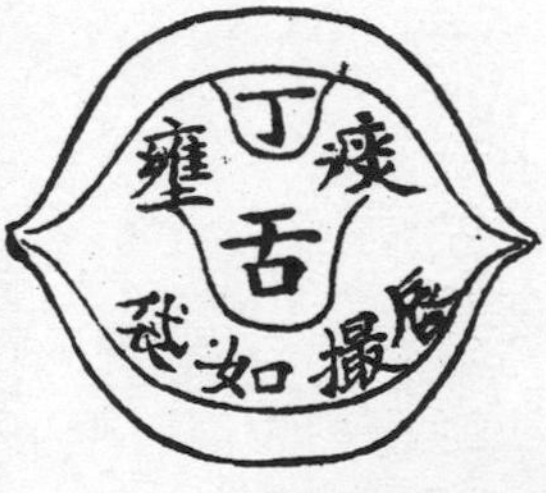

中醫臨床經典⑩

文興出版事業

【目次】

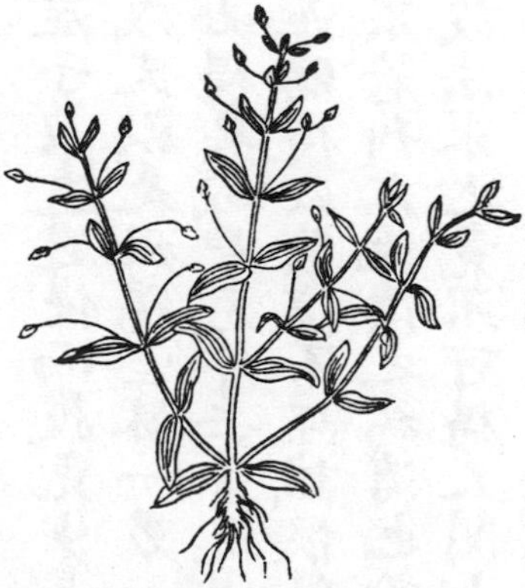

序

道光癸未予生甫四十日三凡一姊相繼殤於喉症予以遠避僅而獲免少長留心方葯獨於是科闕焉無聞垂三十年歲在庚戌又以是症殤堂妹一男一女一室人產未彌月以哭兒亡而予志益亟亟在必得矣咸豐元年辛亥道出潤州聞有售喉症秘葯者價雖昂而效實神且速亟購得以驗信不誣誠恨得葯之晚繼思購葯濟人不如自合之便而合葯又不若刊方流傳之為溥也於是密訪其方乃售葯家秘之數世雖萬金不以傳設法求之竟不可得又閱七八年始以重價得於其壻之壻手依方合驗隨手病除急付剞劂刊行以公諸世並敘其顛末如此至其序文圖像方歌治法及附載牙痛等症各治法悉依原本不敢增減一字云

咸豐十年小陽月旬曲楊啟祿舜華氏甫刊

重錄增補經驗喉科紫珍集上卷

鄱陽　黃梅谿　秘藏
雲陽　朱純嘏　得授
姪孫　朱翔宇　增補

紫珍喉科原序

予師乃三山上之禪師。得授方士七十二種。圖像二十。針法十八。良方。瞭然在目。依方用約。無有不愈者也。夫人之咽喉。迺一身之樞鈕。百節之關津。與胃相接。呼吸所從出。非三焦五臟之統要乎。假若胃膈之間。蘊積熱毒。致生乳蛾。纏塞不通。乃為咽喉之大病也。或如乳頭。形如櫻桃。或腫痛吞吐不利。甚則生重舌雀舌弄舌之類。大凡治法。先去風痰。以通咽膈。然後解其熱毒。若熱毒冲於上腭。帝丁紫腫。定生懸癰。或腑寒肺熱。致於上腭不利。飲食有碍。是內痰上升。後成痰結。咽喉腫痛不通。帝丁或吐於前。或噎於後。學者所宜詳審。用藥行針。而內加治法。隨機應變。豈可苟焉者哉。若或吐綠涎。是心胆生氣。死在旦夕。不可治也。又有纏喉鎖喉腫腭懸癰四症。十無一全。豈不悲哉。予清夜細思。急用三黃涼膈等湯。口噙氷片玉匙等丸。即日可保。方似簡而功效無窮。誠為百世良方也。吁。吾師智通天、地。術貫羲農。百發百中。資全仁壽。益甚多矣。生雖非才。

幸育門下。深得秘傳之妙。故為之序焉。

嘗謂吾人氣機呼吸在喉。而瞬息存亡之界。亦在於喉。喉之係於人。蓋甚重矣。胡可令受病哉。致病之由。啟於不遵衛生故也。或脾受熱毒。縕積胸膈。口腹多嗜煎炒。或膏粱厚味。飲酒過度。不辭勞力。貪嗜炙煿熱毒之物。受鬱結之氣。感冒風寒。濕熱內積。痰火上蒸。辛苦越格。種種根源。皆病之所由以浸於喉。其症七十有二。各種不同。且如喉痺之害。有陰有陽。而陰陽之狀。不可不察。紅腫外見者陽也。悞服辛熱之劑。謂之以陽攻陽。毒氣愈甚。喉為出入生死之路。急欲奏效。必不得之數也。如舌生黃黑。飲食阻碍。吞吐不利。疼痛難忍。不見紅腫者陰也。驟用寒涼尅伐之劑。反致生痰作燥。謂之以陰尅陰。其痰愈甚。致之於膏盲。縱有明驗。百無一生矣。此為醫者施治大略也。

且人之關鍵。唯喉乃出入之門。而帝丁為主。庸醫稍犯刀針。屢傷其命。不知其症。不識其形。而以執刀為戲。若是之愚也。予之入門四十餘年。見症多端。治之各殊。當察其表裏虛實。起病日數。表者散之。裏者利之。虛者益之。實者瀉之。須觀其人之壯弱。氣血盛衰。天之四季。究其根由。對症發藥。百醫百中。果能此道矣。足驗一斑之輿。猥云老矣。懼來學者不得其門而入。因究症之所自。啟繪成圖說具其法治俾知神效是以上列一圖下陳一論附其治法後立一方誠為後學者明之使後之學者既得其旨而日以繼日月以繼月沉潛反覆何患病登夭歿而醫生之德不幾乎再造哉噫夫一喉也症生不一面症對圖豈能仍受病哉抑吾人輕視喉關不審虛實擅用刀針輕施涼劑如斯治法遇之實火乃為正治若逢虛火不惟不效而反害之可不謂蠹其生理耶業擅專門者豈得認病糊塗而不加意云

呼者隨陰出吸者隨陽入呼吸之間肺經主之喉嚨以下言五臟為手足之陰咽門以下言六腑為手足之陽蓋諸臟屬陰為裏諸腑屬陽為表以臟者藏也藏諸神流通者也腑者府庫也納諸水穀糟粕輪輸者也喉以下屬五臟喉應天相乃肺之苗也以肺屬金乾為天乾金也象天之道其中空長可以通氣息但與咽喉並行其實兩義而人多惑之蓋喉為息道咽中下水穀其喉下接肺之氣一云喉中三竅者非果三竅蓋水穀與氣各從一竅而俱下肺中肺中無竅水穀何由入於下焦

黃帝云肺為諸藏之華蓋藏真高之氣於肺經也故清陽出於上竅濁陰出於下竅若世人不知保養風寒暑濕燥熱之氣喜怒憂思悲驚恐之七情感冒非理

百病生焉。病症須尋所自。若喉痺乳蛾喉風。喉閉風熱等症。當刺則刺。不可亂醫。當吐則吐。不可妄治。此等之症。係性命之根。生死立見。不識其標本而攻之。不察其虛實而妄治。失其法治。則禍不旋踵矣。可不慎哉

竇太師喉科論

夫咽喉者。一身總要。與胃相接。呼吸從出處也。若胸膈蘊積熱毒。致生風痰壅滯不散。發為咽喉之病。喉內生瘡。狀如蜆肉。赤腫妨碍窒塞不通。吐咽不下。甚則身強口禁。凡治之法。先探風痰以通咽路。然後追其熱毒。遲則有不救之患。又有臟寒。亦能令人咽閉。吞吐不利。宜用解施治。或曰治法視火微則正治(用寒涼等劑)甚則從治。(用溫暖等劑)探痰出血。隨所施治。或於少商刺血。行氣冲追於外者。必外敷以藥。予嘗以鵝毛蘸米醋攪喉中。探吐風痰稠涎。蓋酸能取痰。又能消積血。若腫而不散者。先吹本藥。以小刀刺破出血。用秘藥吹之。內服射干青黛甘草桔梗山梔粘子之類。如三黃涼膈等湯。隨症佐利為方。以散上焦之熱。外敷以生地伏龍肝韭根。皆可。如金箍散之類。若咽喉生瘡。或赤或白。赤者多血。大率多是痰熱。先以桐油餞吐之。後用甘草湯解桐油之氣。此為治喉之大法。望同道者補其不足。惟予之所甚幸。脩其未會之徹。尤惟予之所厚望焉。

竇太師七世玄孫夢麟公咽喉論

夫咽喉一科昔漢卿公立論於前予豈敢有復言予嘗獨坐細思殆有不容已也然斯喉也乃性命之關氣機出入飲食之所深為至重且為精氣要路肺與大腸表裏之別臟腑上通咽喉下為大腸出入門戶肺乃人一身之華蓋應五臟生死之元門入穀則昌絕穀則亡須臾之間變症不一致使朝生暮死暮起早亡惟肺主金金主氣而生津液灌溉一身流潤百骸金能生水生生不已循環無端順則五臟華敷百關通暢乃為養生之道若不遵衛生調理失節陽明燥金以致火尅而生痰矣咽喉之症從熱而係陽之標故推而治之可以解熱去除其毒袪風順氣則自然安全矣昔者丹溪漢卿二公以米醋攪喉中以出痰涎予見以為太酸則燥宜先用黃韲汁加明粉灌入喉中以吊其痰次用醋仍前加元明粉灌之後用白蜜湯潤之內服牛黃清心丸或化痰丸以墜其痰施以二陳湯加減服之若喉中聲出如雷厭食眼張天柱或側倒下陷黑唇焦鼻氣息目睛突出汗出如珠少商無血盧扁復出不能救矣既患咽喉口舌之症延及頸項面發腫如大紅色藥療不及急用磁鋒砭去其血用雞子清調乳香末潤之立瘥再以芭蕉樹根杵汁潤之以解其毒若舌腫而紫黑者急刺去

血吹秘藥甚效。予嘗以此法行之。頗治衆多。故此理敢以發明。

孫真人纏喉風論

夫纏喉風屬痰熱積咽喉內外皆腫是也。外面無腫。聲似癡啞而身必發熱。面色紅赤。此乃熱毒之氣極重。外面有腫。身亦發熱。邪火外發之原也。或牙關不强。內外不腫但咽中紅者。由暴感積熱在心。如左邊病退。傳及右邊。此餘毒未盡也。咽喉中數症。有積熱。有風熱。有客熱。有病後餘毒未除。變化乳蛾者。其症不一。喉中有腫紅微白。其形若劈者。此風毒喉痺也。皆因熱毒所感。風毒相搏所發故也。或咽中有腫帶紫色者。迺客熱。謂其人暴感熱毒之氣壅塞喉間。須用木通元參生地芩連梔子瀉心經之火為要。或有傳變木舌者。皆心經蘊積熱毒致口中有臭痰。服三黃涼膈為要。吹用秘藥。再以刀刺出血。或風毒喉痺內外俱腫。乃內外之氣積於喉間。風痰相搏。素問無風不動痰。無痰不受風。風痰壅塞。結於喉間。形如雞子。其色微白。外面腮上有腫。身發寒熱。牙關強緊。言語不出是也。先吐其痰。後服荊防敗毒散。喉中腫處下刀去血。吹秘藥於上。次日腫消。吹生機散收口。治喉之道。如斯法治。凡我同道。活潑而施

丹溪喉風論

夫喉風喉痺。皆由痰火而成。須別五臟虛實之不同。所起根源之有別。且如忿怒失常。肝火動也。勞傷過度。心火動也。膏粱煿炙。胃火動也。謳歌憂惱。肺火動也。房勞不節。腎火動也。所以君火一動。相火隨焉。以致火上痰升。發於咽間腫痛。而漿水不入也。其症可謂危且急矣。療治之法。急則治其標。緩則治其本。治標者用刀吹藥探痰等法。治本者服藥降火化痰補虛後之方劑。其於治標已詳悉矣。其於治本尤為備也。諸家方脉。但云治風熱。而未云治痰熱。但云治痺脾火。而未云降肝腎火。予雖性拙贅。以管見如挾痰加以貝母瓜蔞半夏花粉或如二陳千緡之類。如挾心火加以黃連梔子木通。如三黃之類。如挾脾火加以芍藥大黃石膏。如清胃涼膈之類。如挾肝火加柴胡黃連。或如小柴胡湯之類。如挾肺火加以黃芩梔子桑白皮。如桔梗化痰之類。如挾腎火加以生地黃柏知母。如四物之類。但未知賢哲以為何如。予又嘗論夫胃肝腎三經之火各有所因而生。彼富貴家醇酒厚味。多生胃火。婦女隱憂不發。多生肝火。好色勞傷。多生腎火。人之五臟六腑皆有火。不知此三經之火。嘗變見而為病者多矣。然一入病人家。登其堂。便見其人之病。再究其起病之由。用藥自見其獲効。

皇甫雲州喉痺論

內經云。一陰一陽結謂之喉痺。王太樸云。一陰者手少陰君火。心主之脉氣也。一陽者手少陽相火。三焦之脉氣也。二脉正絡於喉。然氣熱甚則內結。內結甚則腫脹。腫脹甚則痺。痺甚則不通而死。原病式云。痺者不仁也。俗作喉閉由塞也。火生腫脹。故熱居上焦。而咽嗌腫脹也。咽喉之疾。生死反掌。凡腫脹甚者。急宜刺去惡血為上。然後用寒涼藥隨症調之。子和云。喉痺不歸之火。相去遠矣。已上之說。屬火熱明矣。亦有伏氣病名腎傷寒。謂非時暴寒。伏毒於少陰。始若無病。旬日乃發。脉微弱。常咽痛。法治不必下利。當以辛熱藥攻其本病。順其陰陽。則水升火降。而喉痛自已。又有少陰咽痛者。乃少陰傷寒不傳太陽。寒邪抑鬱內格。陽氣為熱。上行於咽門經會之處。寒熱相搏而成咽喉痺。當以辛溫甘苦制其標病。以通咽嗌。二者之病。若悮用涼藥。卒致不救。嗚呼冤哉。學是科者可不深究之。

雲州喉痺歌

喉痺皆因二火攻。風熱痰塞在喉嚨。致生血泡咽關閉。性命危亡旦夕中。砭血攬痰為上策。寒涼直治定收功。咽喉亦有陰經症。悮服寒涼立見凶。

陳若虛咽喉虛實論

夫咽喉昔漢卿公皆言屬肺。予言雖屬於肺。然所致有不同者。自有虛火實火之分。緊喉風慢喉風之說。又咽為心肺肝腎呼吸之門。飲食聲音吐納之道。此關係一身害人甚速。故曰走馬看咽喉。不待少頃也。假如虛火者色淡微腫脉亦細微。小便滑白。大便自利。有因思慮過度。中氣不足。脾氣不能中守。虛火益致上炎。此症先從咽喉乾燥。飲食防碍。咳嗽痰涎。呼吸不利。斑生苔蘚。壘若蝦皮。猶如茅草長刺喉間。又如硬物噎於咽下。嘔吐酸水。噦出甜涎。舌生白苔。唇如礬色。聲音雌啞。喘息多痰。以上數症。皆由虛火元氣不足。中來治此。不可悞投涼藥。上午痛者屬氣虛。用補中益氣湯。加麥冬五味牛蒡元參。午後痛者屬血虛。用四物加黃柏知母桔梗元參。如服不愈。加香附為引導。亦從治之法也。而實火者過用醇醪膏粱厚味。疊褥重裘。哺食辛熱。多致熱積於中。久則火動痰生。發為咽腫。甚則風痰上壅。咽門閉塞。少傾湯水不入。聲音不出。此為喉閉。緊急喉風。用藥療總緩。急用針刺喉間。發泄毒血。隨用桐油鵝翎探吐稠痰。務使痰涎毒血出盡。咽門得開。湯藥可入。語聲得出。乃止。服清咽利膈湯。踈利餘毒。如牙關緊閉。難以針刺。先刺少商出血。關閉自開。倘如針刺無血。探出無痰。聲如拽鋸。鼻掀痰喘。湯水不下。言語不出者。死症也。又有喉癰喉痺乳蛾重舌懸癰等症。患雖腫而咽門半塞半開。痛雖凶而喉道有寬有鬆。此皆標病無妨。用金鎖探吐痰涎。利膈湯推盪積熱。膿脹腫痛者刺之。喉膿損而痛者益之。其患自安。凡喉閉不刺血。喉風不探痰。喉膿不放膿。痺蛾不針烙。皆非法也。若有痰火勞嗽。咽痛啞音者。難治也

紫珍要語

治喉者須審人之老弱。虛實用藥。庶無差誤。古云。藥不執方。誠哉是言也。且如老人之病。此者。乃脾家受溼。溼則生熱。熱則生風。前立方藥。性寒涼。恐傷胃氣。況胃屬土。為萬物之源。大黃芒硝大傷下焦血分之真陰。只可初劑投之。病回之。後必用參苓以補其元氣。使瘡毒易合。寒涼尅伐則氣血受傷。欲其速愈者難矣。如老者精神壯甚。尤不可拘於一也。年少之人。專痰火為之害。前藥雖寒。正伐有餘之火。祛脾土之賊。迺為當也。如年幼精神衰弱者。尤不可多服硝黃峻利。丹溪云。行醫猶若盤珠。毋使刻舟求劍。如風甚則角弓反張。必加羌活獨活。喘甚多痰。必加瓜蔞貝母花粉紫蘇杏仁黃芩半夏。熱多加黃芩川連梔子。風痰。用南星牙皂牛蒡竹瀝姜汁。牙癰牙疳。用升麻石膏瀉陽明之火。舌痛加黃連瀉心經之火。少用木通。引心經之心火。從小腸而出。蓋心之係通於小腸

故也。此乃開門逐賊之意耳。凡用藥引不必用姜。若內有半夏南星不得已者。只用一片可也。其燈心淡竹葉為要引。服藥必以食後徐徐而嚥。服畢必睡。俾藥性在於上焦尋病。毋令下部受寒。若用硝黃者必以空心服之。使藥易於攻利。凡此之藥。乃清火化痰寒涼之劑。非溫補有益之方。遇其病不得已而用之。病退則止。若多服恐上邪未去中寒又生。可不慎歟。

雲林喉脉歌云

兩寸洪溢。上盛下虛。脉忌微伏。

口舌脉云

口舌生瘡。脉洪疾速。若見脉虛。中氣不足。

夫舌乃心苗。口乃脾之屬。此以竅言之也。以部分言之。五臟皆有所屬。以症論之。五臟皆有所主。法治與咽喉少殊。且有虛實之不同。故特具分門以備參考。內經云。中央黃色。入通於脾。開竅於口。藏精於脾。故病在舌。又云。心脉係舌本。脾脉係舌旁。肝脉係舌尖。或因風寒所中。則舌卷縮不言。七情所鬱。則舌腫滿不消。肝壅則血上湧。心熱則舌裂成瘡。脾熱則舌強滑。治因其風者散之。寒者溫之。熱者清之。痰者開之。鬱者解之。

凡口舌腫痛。狀若無皮。或發熱作渴。用補中益氣湯。加麥冬、五味元參。

凡眼烟髑體倦少食。或午後甚盛。用四物湯。加黃柏知母桔梗元參。

凡舌瘡咽痛口乾足熱日晡益盛。為腎經虛火。用四物湯。同前加減。

凡生口瘡。四肢逆冷。惡寒。飲食減少。或痰甚眼赤。乃命門火衰用八味丸。

凡思慮過度。口舌俱瘡咽喉不利。乃脾經血傷火動。

凡喜怒過度。症則口苦舌腫而痛乃肝膽血傷火動。

凡口舌生瘡。發熱惡寒。勞則體倦不思飲食。此中焦虛熱。用補中益氣湯。加麥冬、五味。

凡口舌生瘡口乾飲湯不下食。乃胃氣虛不能化生津液也。用花粉人參白朮茯苓甘草葛花之類。

凡口舌生瘡飲食不思。小便不實中氣虛也。用理中湯。若手逆冷腹痛。中氣虛寒也。少加附子。

凡口舌生瘡。以致糜爛。或晡熱內熱。脈虛無力。此乃血虛而有火也。用四物湯。加白朮茯苓麥冬五味丹皮黃柏知母。

凡口舌生瘡。食少便滑。面黃肢冷。火衰土虛也。用八味丸。

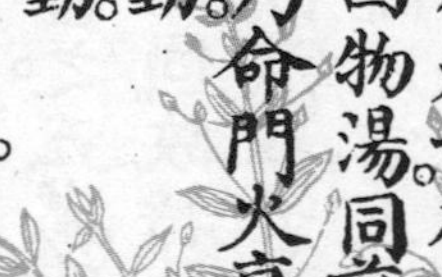

凡口舌生瘡。日晡發熱。作渴吐痰。小便頻數。乃腎水虧損。下焦陰火也。加減八味丸若熱來復去。晝見夜伏。不時而動或無定處。或從脚下起。乃無根之火也。亦宜用加減八味丸。更以附子末唾津調敷湧泉穴若概用寒涼損傷生氣為病非輕。

凡口臭牙齦赤爛。腿膝痿軟。或口鹹此腎經虛熱也用六味丸為主。

凡口舌生瘡。舌乾黃硬作渴者用加減八味丸以滋化源俱藥水漱

凡口舌生瘡發熱惡寒。口乾喜湯食少體倦乃脾經虛熱。用補中益氣湯為主。

凡口舌生瘡。發熱作渴。飲食欲冷。大小便閉者乃腸胃實火。用三黃湯加大黃。或涼膈散亦可。

凡舌强腮腫舌痛。乃肝經溫熱。

凡痰甚作渴。口舌腫痛。乃上焦有熱。用探吐法。吐痰服涼膈散

凡舌腫脹疼痛宜刺舌尖。或腫高處及邊旁舌下金津玉液之穴出其毒血以泄火毒。惟舌下濂泉穴及舌下三筋。俱不可輕用刀針若輕用悞犯其穴則血流不止。霎時而死可不慎哉。

凡口舌生瘡。咽喉腫痛燥渴便閉。此三焦實熱也。用涼膈加減頻頻噙嚥。不痛

則已不宜多服。恐上熱未除。中寒又生。致使變症莫測。慎之。

凡口舌糜爛生瘡。二便閉塞。乃膀胱移熱於小腸。用導赤散瀉小腸之熱。用五苓散瀉膀胱之熱。或合而服之。吹用秘藥。

凡舌強滑胎黃。乃心脾熱也。

凡舌無故常自痺者。不可作風治。乃心血不足。用理中湯合四物湯服之。有痰加半夏瓜蔞。有火加黃芩川連。

凡口瘡服涼藥不愈者。乃中氣不足。虛火泛上無制。用理中湯。甚者加附子官桂。噙之亦可。

凡胆熱口苦舌乾。為謀慮不決。致痰。用柴胡湯。加麥冬棗仁地骨遠志。

凡實熱致口噤生瘡。用涼膈散。或西瓜水徐徐服。

凡口舌之病。每多於喉。臨時面症者。必細察其外症。飲食若何。寒熱若何。大小便清白赤澁若何。痰唾若何。瘡紅色黃白若何。細審如此。則知五臟六腑何經之症。何經之火。按經用藥。則百無一失矣。是斯論之精詳周細。可謂明矣。學者豈可庸庸而不會於心哉。始終如一。誠以潛心而研究。亦可以為醫宗之國手矣。勉之哉。

指南賦

喉風之症怎生醫。口噤先針四穴宜

喉風之症，皆因過飲醇酒、膏粱厚味、叠褥重裘，多食辛熱，或感天氣炎酷，以致積熱於中。是以熱則生風，風能動火，火動痰生，發為咽症。甚者風痰上壅，咽門閉塞，湯水不入，聲音不出，口強身強，手足反張，此為緊喉風是也。用藥不及，其事先用溫湯洗和手足，用三稜針兩手足少陰陽四穴，出血行氣。有血可治，無血難醫。或黃白水者，亦難治之

鼻中吹入通關散。

刺四穴之後，再用珍字內諸方，或如通關散之類，吹入鼻中，取嚏則牙關自開，方可行探吐痰法

喉內風痰探吐之。

口噤已開，則內必有稠痰壅塞，必再用珍字內諸方，如元明醋之類，探吐痰涎，務使痰毒出盡，咽門得開，湯藥可入，語言得出為度。如探吐無痰，聲如拽鋸，鼻掀痰喘，湯藥不入，語聲不出者，必死

刺用溫湯噙漱淨，追風本藥合間吹。

探吐之後用温湯漱淨以追風散神字內本藥相合而吹之患處少頃用小刀點刺

用針刺腫處深淺要隨機

吹藥片刻用捺舌捺定仔細看明腫處用小刀刺破出血須看腫之輕重用刀之淺深如或太淺惡血出之不盡腫仍不能消若使過深則惡血雖盡良肉反傷更加痛苦不堪且難以收斂必須看症之輕重用刀之淺深在乎隨機權變不可以寡見膠固也

血出方為妥温湯漱秘吹

下刀之後待膿出盡用温湯漱淨血以秘字內秘藥之類吹於患上其水不可太熱熱則恐其動火又不可太冷冷則血凝不出須得温湯庶無差誤也

舌上白苔生刺薄荷擦洗休遲

舌乃心之苗心火既熾舌上紅破被火冲蒸必生白苔或生黃刺甚則黑刺先刮舌刺刮過用鮮薄荷搗爛以青麻布包之擦洗舌上令淨吹秘字內等藥於上內服三黃湯

厥逆不知人事湧泉敷貼茱萸

凡喉風等症四肢厥冷口噤身強乃火極而似水急用吳茱萸末醋調貼足底心引火下行

此為治標之則。療本因症而施。

治標者探痰出血也。其喉風急症風痰壅塞。須臾不救頃刻人亡治者必先行前法急救。豈可執以藥劑哉。治標之後再觀病起之由詳體之虛實尋火尋痰隨機用藥。以治其本。必先治其標而后治其本。經云急則治其標之謂也。

發熱惡寒。須用荊防解表

初起咽喉腫痛。寒熱交作頭疼拘急。邪在表也。須用回字荊防敗毒散之類加減服之以散外邪。然後治其喉。不可驟用三黃涼膈下之致使外邪未去中寒又生反為受害。須分表裏治之。庶無差悞。

口乾便閉。可將涼膈下之。

初起發熱。脉數有力。口乾便閉。邪在內也。宜下之。用生字內涼膈散之類疎通內熱。其痰自然愈矣。

二症並見。兩法兼施。

如初起已上二症並見、寒熱、口乾作渴、脉洪大有力者、宜發表攻裏、用防風通聖散之類

上焦積熱清咽利膈偏有效。

上焦火甚、咽喉腫痛、無表裏之症、先行探吐、次用刀針、內服清咽利膈湯滌積熱。若更覺咽痛、吹秘服此藥而愈、不用刀針而亦愈。

喉腫不消。瀛洲學士獨為奇。

喉蛾喉風等症、一二日之間、掀腫疼痛、已經下刀、腫仍不消、用瀛洲學士服之。若過六七日者、不必用此、宜千金內托散、詳見下文之列類之

抑諸火。須用三黃涼膈散。

五臟之火、各有不同、且如心火盛則口苦舌乾、所生者重舌木舌懸丁之類、須用黃連木通以瀉心經之火、脾火盛則口乾而臭、見症則唇裂口乾、滿口糜爛、臭穢難聞、牙疳牙宣之類、須用白芍石膏大黃以泄脾胃之火、肺火盛則口辣咽乾、音啞痰嗽咽痛、須用麥冬山梔黃芩桔梗以清肺火、腎無實火、虛火者多、見症則咽疼不紅腫、至晚劇甚、微微發熱、脉虛無力、須用四物湯加知母黃柏桔梗元參、滋陰降火、肝火盛則口酸、牙關緊急、喉風牙疳之類、

宜用柴胡川芎之類瀉其肝火亦有兼之諸症要隨症加減不可拘執以致實實虛虛之禍可不慎哉

化風痰必尋加減二陳湯

風痰壅塞探吐之後用二陳湯加減如風痰加南星白附牙皂薄荷竹瀝之類熱痰加石膏知母貝母花粉黃芩之類寒痰加香附烏頭陳皮白附之類須要順氣之藥佐之書云化痰以順氣為先順氣則痰消此之謂也

五日不消宜服千金內托

喉蛾喉癰重舌等症初起失於療治已經五日必欲作膿不可服寒涼消毒之劑以圖內消竟不知內膿已成而服寒涼凝其血氣膿反難成宜服千金內托待膿熟方可針之如人畏針用通關散吹入鼻中而內膿自出矣

膿成刺破必吹秘合生肌

內膿已出用溫湯漱淨用秘合生肌散時時吹於患上不可對風言語及食米粮等物恐嵌入瘡口難以收斂凡飲食之後必用溫湯漱淨庶無嵌爛之患宜寧神固氣毋犯房勞直待收斂全好方無後患不然致生頑症起發於無時矣

頦下腮頷掀腫金箍散附堪奇

上焦風熱致使腮頷紅腫及兜腮癰炸腮等症外用金箍散敷之內服學士湯解毒驅風散清肝流氣飲選而用之其法妥當

喉中腐爛臭穢難堪瑤池露時時噙漱秘藥末加麝頻吹

喉癰之類臭腐不堪用瑤池露或水底冰噙口拔毒漱淨吐去以秘藥加人中白冰片麝香生肌散吹之以解穢氣生肌解毒又有嚥間頑瘡愈而復發無期治者用刀去血火爊銀鐵烙之

內服瀛洲學士外吹均秘生肌

喉蛾喉疔等症愈而復發或半年或一載發一次或不時常舉無有了期治者吹秘用刀刺血逐日如是去盡紫血方擇吉日用銀烙烙之重者七烙五烙輕者三烙內服學士湯加流利之藥外先吹均藥後吹秘藥加生肌散收口須要忌口百日患將平息方好

若遇蓮花重舌須刺金津玉液

蓮花墊舌重舌木舌舌癰之類俱宜刺金津與玉液二穴出血忌傷舌下三筋腫處亦當去血

舌下三筋不可悞傷傷之則血流不止其舌除三筋不可餘有腫紫之處亦宜用針去血豈可專執金津玉液二穴哉惟在隨機權變而已

内服黄連瀉心七日有膿須別

舌乃心之苗皆因心火上沖而起用黄連瀉心湯治之若經四五日内膿已成不得内消則宜服千金内托散托之七日之後其膿方成不可早用針刀須待膿熟針之膿隨刀出方妙是以有先後之別不可不知

虛火咽疼不腫不紅不壅塞

虛火咽疼皆由思慮過多勞傷太過中氣不足脾氣不能中守虛火易炎以致咽喉疼痛色淡微腫脉亦細微小便嗇大便自利咽喉乾燥飲食妨碍咳嗽痰涎嘔吐酸水噦出甜涎呼吸不利斑生苔癬壘若蝦皮有如茅草長刺喉中又如硬物咽於咽下甚者舌生白苔唇生蠸色聲音雖啞喘息多痰以上等症皆出於虛火中氣不足雖無口噤反張壅塞之險抑且不能立時取效能有緊守衛生之道者方為可愈欲究其法詳見下文

治非實例忌寒忌刺忌攻風

前言虛火之症宜治其本不可擅用刀針輕投涼劑目今世人見有喉疼不

審虛實、即認為實火、便以三黃荊防等劑投之、刀針刺之、實火之症獲效者有之、若逢虛火悞用寒涼尅伐之劑、則中氣愈虛、其疾愈甚、刺刀之所、氣不足則不能收斂、所以愈裂而愈疼、以致不起者多矣、故重書以為戒

上午痛兮中氣弱、補中益氣甚為奇。

虛火咽痛、上午尤甚、此屬氣虛、經云、陽虛生寒、寒生溼、溼生熱、熱生風故耳用補中益氣湯、加麥冬五味元參粘子桔梗之類

午後痛兮血不足、四物知陰也相宜。

虛火咽疼、下午尤甚、此屬血虛、經云、陰虛生火、火生熱、熱生風故也、用四物湯、加黃柏知母桔梗元參、如服不効、必加香附以為引導、此從治之法也、不可不知、

暴感寒邪非正氣、自汗咽痛兼下利、此等名為腎傷寒、半夏桂枝苦酒治。

暴感者、謂感非時疫癘之氣、其症脈細微而沈、自汗咽痛下利、名曰腎傷寒、用半夏桂枝湯、或苦酒湯治之。

少陰咽痛甘桔湯。

傷寒少陰症、咽疼、作頭痃、脈沉細而身尤熱、宜用甘桔湯治之、

臟寒喉閉蜜附子。

此症由感冒、嚴寒大冷、驟用炕火熱湯。或强飲冰水以致咽喉卒閉塞喘急不寧吞吐不利。急用三因蜜附子噙之。戒服寒涼尅伐忌飧酒腐油虀。

出膿之後宜調養氣血。健和脾胃、使瘡口易合。不可服寒涼之劑、尅傷脾胃、難以收斂。又忌食冷醇酒豆腐油虀椒姜葱蒜雞魚蛋一切首肉。肝腸蕎麥、動風發物。俱不可食。宜至瘡口平復方已

腫處不消不潰。可將均末吹之。

乳蛾喉癰等症、出血下刀、腫仍不消不潰者。用均末吹之。服十八神方藥和順氣血之類。氣血和順則可、否則成頑症

喉科之道。敢謂如斯管窺俚語。津梁指迷。請就有道。開塞剖疑

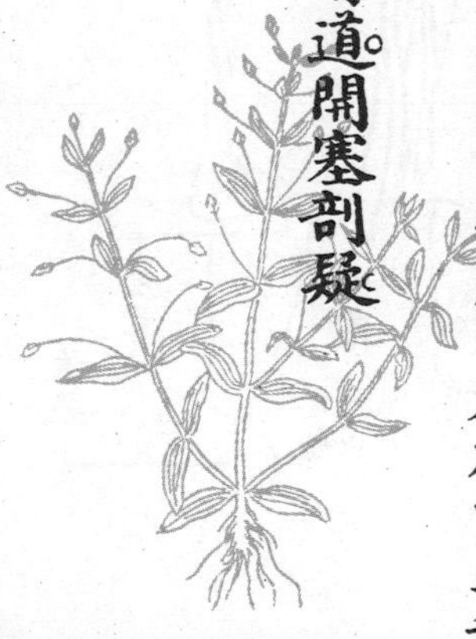

咽喉臨治十要歌 出劉靖子書

一針手足少陰陽　鮮血迸流命不傷
若是些須黃白水　預知旦夕見危亡
二從耳下頸腮中　慢把麻絲細括紅

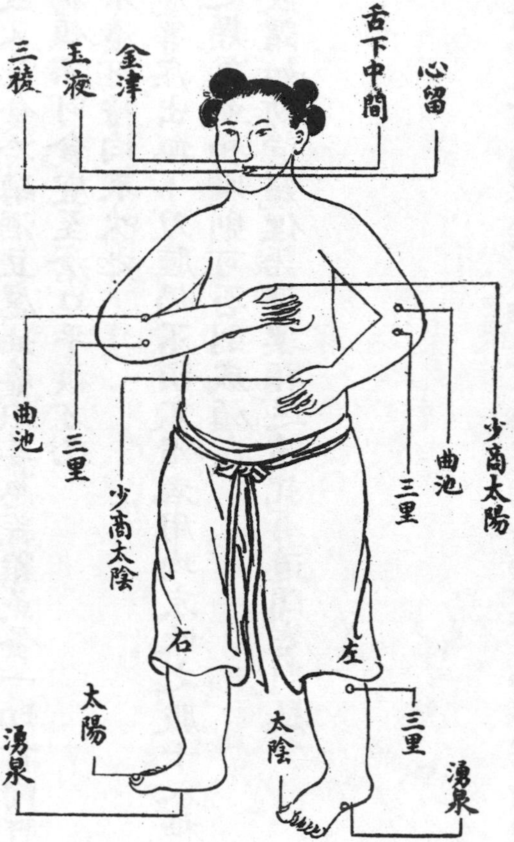

方用披刀患處割。血鮮多者不為凶。
三針舌下兩青筋。血出鮮紅病體輕。
黑塊成條終是死。胸中積熱把痰清。
四般惡症日懸癰。腫腭纏喉鎖喉風。
熱積風痰胸膈結。三黃連下自疎通。
五內虛邪火上行。欲敎分散必須針。
少商曲池頰車穴。男左女右辨分明。
六用追風去取痰。痰如青水不須援。
連吹本秘寬胸結。涼膈追風及早喫。
七從頭尾可行針。切忌中間根上行。
鮮血多來休慮遠。黑而少者不長生。
八刀割患要深知。麻藥先從患處施。
撐口中間鉤搭住。速施刀法莫狐疑。
九行烙鐵要除根。炭火桐油棉裹焚。
只待燃紅須細烙。連將秘藥上安甯。

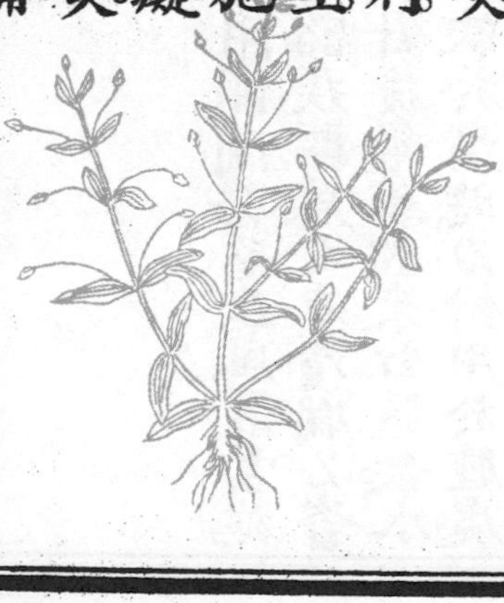

十全灸法灸風池。五壯元來甚得宜。
再把頰車加幾壯。少商灸後曲池邊。

治喉秘傳備要出釋氏書

喉科之症用藥須知緩急。行針貴識頭稍。通關散可用開關。緊急追風散當施。風毒痰壅。三黃涼膈。有消痰降火之功。二陳荆防。有豁痰驅風之力。潰爛必資內托收成全賴生肌麻藥用於未針前。秘藥施於既針後。箍藥敷來紅腫散。水藥服後鬱痰行。洗藥去舊生新。燻藥伐邪存正。本秘吹於痛時。刀針用於腫處。雙蛾單蛾生在咽門。若圓小無膿則吹本行針。有膿則挑破自愈。可服涼膈等劑。湯喉疔花疔形似靴釘。而少長行麻鈎住刀割速烙。吹秘止痛預嘗內托等劑。雙喉癰單喉癰平大而圓。耳下腮邊腫起。治同乳蛾藥無殊而癰憑內托。左雀舌。右雀舌形小而尖。喉中舌底有痰割類喉疔方不異。但雀用三黃。細舌蓮花靠舌根而起。五峰中不可針。針宜旁穴。纏舌喉風硬舌根而爛兩邊。藥不可緩。緩則難痊。死乳蛾核。活乳蛾核。日久長大作痛無休。用刀細割一層。擦爛藥於其中。休探即吐。吹秘一月方見其功。用烙烙之。三黃可服。走馬牙疳口疳喉疳瘡毒牙齦紫腫臭穢不堪。必吹本秘生肌。午後年乾漱口臉腫頭搖咽乾音啞。

身熱唇穿落牙無血俱為不治土茯苓末自有奇能喉單似蛾尖而長宛狀如牛乳氣單似梅核而小共用四十九針回食單即匈氣生帝丁之旁紅腫當中即名梅核吞之不下吐之不出因氣而生梅核用針而匈氣刀刺三黃十八俱皆用二陳四七見收功重舌一名錮舌可刺金津玉液丁腫號曰懸丁點秘藥服清咽死舌瘡名木舌硬堅不能展側啞舌瘡生舌兩邊能令舌短口難言刮苔吹用追風瘡頭必用刀剔初服三黃等劑久將內托投之白苔紫色尤堪治黑刺生來魂魄離紅白能言易治黑腫短突難醫兜腮瘡生腮下外用金箍散內飲十八方膿生火針刺內爛秘生肌膿從口出易腮外定難全弄舌有心而爛珍珠滿口涎綿俱用三黃涼膈間吹本秘宜然飛瘍立時而起喉痺頃刻而生治此先探吐本吹刀割何傷鎖喉風牙關緊急手足登開先刺四穴辨生死次浴手足開脾胃或刀或針血出腫消為上策纏喉風眼白面紫頂腫不言熱如角弓而反張命在須臾而難保探痰出血病根除喉毬相牽似線可服益氣疏風再用麝香調服兼吹本秘追風骨槽風如口噤先吐風痰垂下五七分灸七壯清陽散火療之舌下有痰瘡須用刺青筋膠涎隨即出或如雞蛋清加味二陳湯清陽如聖散用之皆效喉中有息肉壅塞相層疊枸橘湯雄黃末飲搽

最好出汗生癰腫黑生癰左右陰瘡三般無異金箍散十八方敷服相當氣壅喉痺酒毒喉痺二症同途金鎖匙三黃吹飲而愈大凡吹藥先吹本不下刀針用秘吹餘腫不消吹均末刀口難完上生肌喉中氣織和中白追取風痰金鎖匙水藥時噙口冰梅頻咽津抑火三黃涼膈散消腫須尋十八方内托千金散化痰要二陳湯虛火血分從四物陰虛氣弱四君知惡寒當解表便秘必疎通斯是喉科秘訣學者必定精攻

臨症二十要訣

一凡咽喉無病其色淡紅而白不高不腫一有病症其色必紅若腫者或是癰或是痺或是蛾認症不真只須吹本藥於紅腫處下刀針吹秘藥無有不效者若不腫只是紅且痛乃風熱太甚謂之白鎖喉風與喉痺不須下刀針止吹本秘服十八味神藥

一帝丁在人咽喉中為之主宰下刀針不宜犯之若犯刀針實難醫治

一腫腭乃是人之上腭腫處起至於舌乃熱風過甚治之早者猶或可生遲則湯藥難進

一懸丁即是帝丁腫起紅而下垂懸塞於喉中刀針難施

一人縕積熱毒。咽喉中有大小諸瘡者。謂之珍珠毒。令人常作口乾。常起稠痰。若是辛苦。即或作痛。吞吐不利。吹本秘。以針密挑破出其毒血。服學士湯。

一用針之法。先用捺舌捺倒舌根。方用針。靠捺舌輕輕三四挑。即出。切勿遲慢。恐患者低頭吐痰血誤事。必須遠遠刺去。須防犯着帝丁。

一烙鐵用細絲銀打如茶匙樣。臨用時以艾絨包裹烙鐵外。再用好棉花包裹住。蘸桐油於棉上。以燈火燒之。將棉油燒盡無烟。仍擱在燈火上。醫者取鐵圈撐住口。令人扶住患者。不使擺動。入捺舌捺定舌根。使人刮去棉油淨淨。看真患處速烙一下。若手稍緩則烙冷無用。烙後即吹秘藥。解其熱毒。痛作再吹。

一又有一烙法。先用炭火燒紅。却入艾於炭火上。將烙鐵放上燒紅了。照前撐捺。看真速烙。總之一染即出。久則恐犯帝丁。為患不輕。慎之。

一凡深夜看症。取紙作條。蘸油點燈。於醫者腦後照之。方見喉內。或喉小或病在喉下。看症不真。切忌用刀針。宜用追風本秘三黃連吹。截之。待天明再看。

一天陰忌用刀針。恐看症不真。致傷好肉。必待天晴。借日光以助眼光。吹藥不忌。

一少陰陽四穴用針。果係病篤。方刺其穴。在手大拇指甲角。共離一韭菜葉許。

一頸項腫甚者。方可用水藥滚下。其痰不腫甚。用之大耗血脉。

一牙關緊閉。不可即用鐵圈撐口。先用通關散吹鼻內。見口略開。隨用薄小杉木片。輕輕敲進。用追風散吹之。去痰。口再略開些。方可入鐵圈。須扁入緩緩撐起。令人傍邊扶住。將捺舌入圈內。看病用藥

一凡用刀割。須令患者仰面。後令人扶頭。方入捺舌。少少細割。始不傷好肉

一凡瘂蛾苔刺瘡疔。但要紅潤。方可醫治。一見黑色必死

一凡疳瘡爛深者。不必用刀針。只吹本藥數次。如腐多者。即用頭髮作一小刷。先用黃柏黃連黃芩煎水去渣。用此小刷刷至數次。必待腐肉盡去。然後即用水漱數次。吐之。吹秘止痛。不然則藥氣不入

一凡疳瘡爛透頸外者。用前燻藥作碾子。用竹筒如瘡大。以藥燻之。使烟冲入筒中。傳冲瘡上。以七条為度。用甘草湯解毒。恐毒入裏。又生他症。燻後忌發物

一凡氣促不腫者。乾疼難忍。名曰纏喉風。極難醫治

一凡頸項腫甚者。以蜜調敷藥敷之。再用水溫之

一凡鼻中出氣多。入氣少者不治

一凡鼻孔似烟煤者不治

一凡頭低無精神者不治。

附午後年干製法

製午後方 未後同

取白馬糞。不拘多少。用井華水搗攪浸一宿。去渣穢。澄清取粉晒乾。用絹包緊扎。入長流水浸一宿。取起。更入井華水攪勻。去滓。取淨粉備用

製年干方

取多年露天糞缸內白碱。用天泉水浸三宿。晒乾。用桑柴火煅取出研粉。絹包緊扎。入長流水浸一宿。去穢。入井華水攪勻。澄粉備用

第一種鎖喉風

本藥〡〨　通關散一

探喉三　三黃湯仁

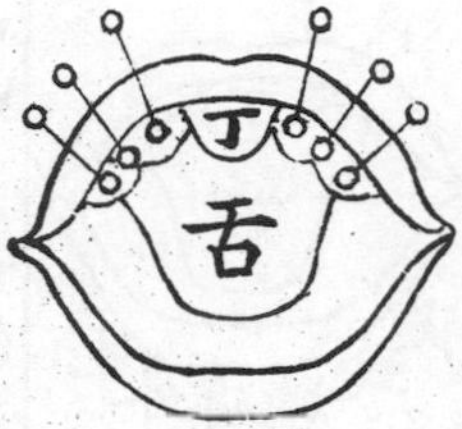

鎖喉風急治非常。痰涎壅塞噤反張。熱水洗和溫手足。先疹四穴探風痰。口噤通關吹鼻內。本吹針後秘為良。內服三黃涼膈劑。加上銀花荊芥防。此症因受風熱積聚胃膈。或酒色勞怒所致。其患咽喉腫痛。痰涎壅塞。口噤身強。手足反張。法治先用滾水洗和手足。針刺少陽少陰出血。如不出血或黃白

水者不治。有血可治。治者先吹本藥。宜於兩邊下火針。如咬牙不開。吹通關散入鼻使嚏即開。用杉木片搞撐。行探痰吐法。卻去風痰吹本下刀去濃血。吹秘服三黃湯。加荊防銀花

按此症生於咽喉。形如鎖樣有單有雙。雙者難治。單者易治。

第二種纏喉風

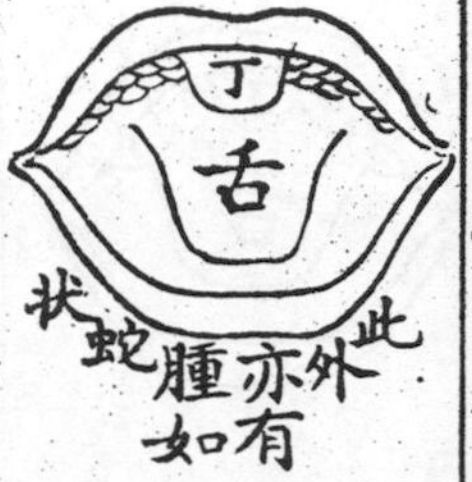

桐油餞

探痰七　通關散一　三黃湯帖

本藥伤　秘藥仁　內托散仁

生肌散好

纏喉風腫噤難言。左右腮含腫赤兼手
足登開面朝地吁嗟立刻喪黃泉先探
風痰針四穴。還吹本藥刺喉間秘吹用
服三黃散有膿內托即安全

此症因久積風痰溼熱。或食煎炒勞力受怒而起。亦有因酒色而起者。其症眼白耳赤面紫口噤難言。或左右腮腫。兼項下赤腫有如蛇蟮之狀如一二日係慢風急者。則在旦夕而死。法治先刺少商出血。如口噤吹通關散探吐風痰如面朝地背朝天手足登開。如角弓反張者。先用滾水洗和手足喉內用針去膿血。先吹本藥。次吹秘藥。服三黃湯。加荊防粘子姜蠶。有膿用千金內托吹秘加生肌

按此症喉中有黃白二色。白者白纏。黃者黃纏。所治皆同。華陀云。其症先兩日胸膈氣急。出氣短促。忽然咽喉腫痛。手足厥冷。氣閉不通。 按此症鼻青黑氣塞痰如膠者不治。

第三種喉風

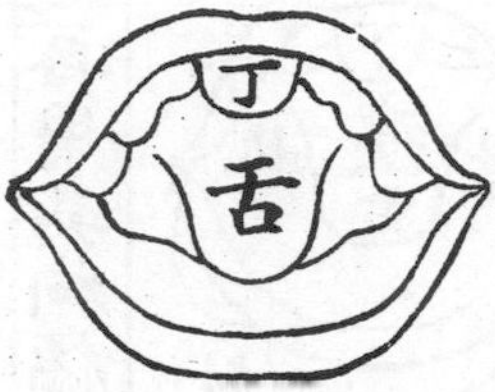

三黃涼膈散収　千金內托散仁
本藥汸　秘藥上
桔梗湯卝　均末収

喉風積熱起喉中。壅塞須臾氣不通。痰涎脹痛難言語。頸項聲雷面黑凶。本吹刺血還吹秘。內服三黃涼膈功。膿成宜托千金散。生肌收口有神通。

此症因風熱感於膈間。或過食炙煿厚味。以致火動痰生而起。法治吹本。下刀吹秘。內服三黃涼膈散。或用桔梗湯。多加金銀花。腫如不消。用均藥加麝香冰片吹之。○面黑聲雷頸腫者不治。

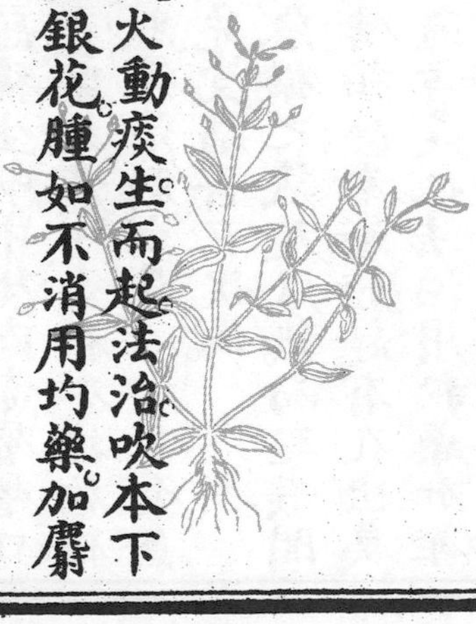

第四種息肉喉風

秘藥图

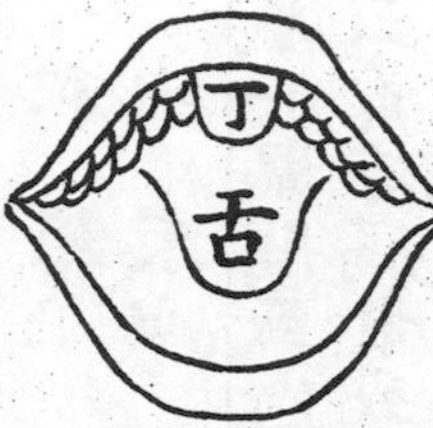

息肉喉風惡穢生。咽中生肉赤層層口生臭涎氣壅塞。雄黃中白秘加增。枸橘煎湯頻漱服。不消刺血晏心神忌食魚腐酒蝦類。免受痛苦在沉淪。

此症因受惡穢之氣。及風熱而起。喉間生赤肉層層相疊。漸漸腫起。有孔出臭氣。氣塞不通者是也。法治用秘藥加雄黃人中白吹之。再用臭枸橘葉煎湯頻服。疊肉不消。亦可用小刀刺去其血。

第五種啞瘴喉風

秘藥上本　藥18桐油餞七

荊防敗毒散卄

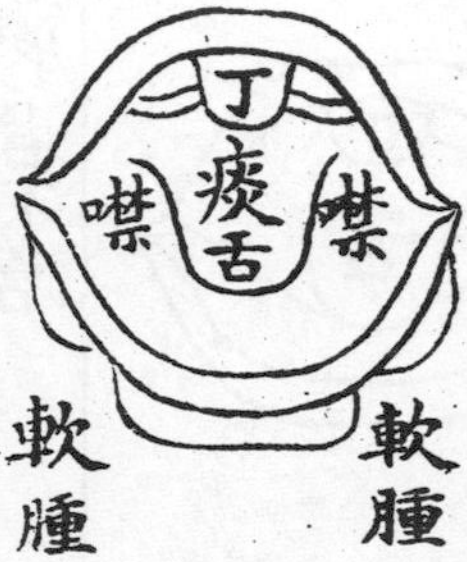

啞瘴喉風舌不言。牙關緊閉吐流涎。水化蟾酥滴鼻內。桐油餞吐可安然。喉中有腫還宜刺。荊防敗毒妙通元。面紫舌青唇黑色。淚流爪靛入黃泉。

此症乃風痰壅於喉膈之間。是以口不能言。牙關不開。急用蟾酥化水。滴於鼻內即開。用桐油餞探吐風痰。看喉內有

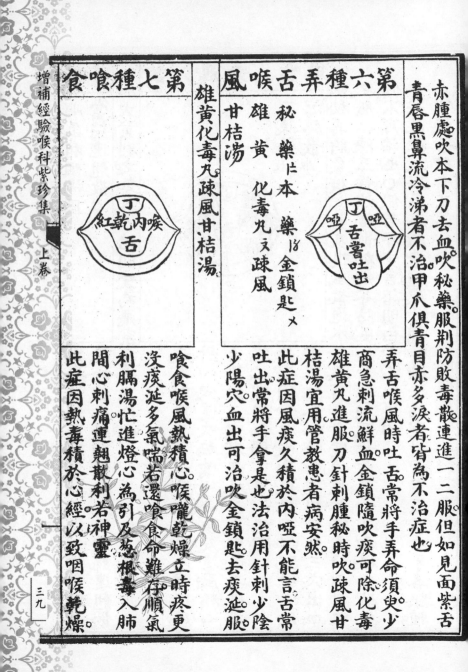

赤腫處吹本下刀去血。吹秘藥。服荆防敗毒散。連進一二服。但如見面紫舌青唇黑鼻流冷涕者不治。甲爪俱青目赤多淚者皆為不治症也

第六種弄舌喉風

秘藥ヒ本 藥18金鎖匙メ
雄黃 化毒丸え疎風
甘桔湯

弄舌喉風時吐舌。常將手弄命須臾。少商急刺流鮮血。金鎖隨吹痰可除。化毒雄黃丸進服。刀針刺腫秘時吹。疎風甘桔湯宜用。管教患者病安然。

此症因風痰久積於內。啞不能言。舌常吐出。常將手拿是也。法治用針刺少陰少陽穴。血出可治。吹金鎖匙。去痰涎。服雄黃化毒丸。疎風甘桔湯。

第七種喭食

喭食喉風熱積心。喉嚨乾燥立時疼。更沒痰涎多氣喘。若還喭食命難存。順氣利膈湯忙進。燈心為引及葱根。毒入肺間心刺痛。連翹散利若神靈

此症因熱毒積於心經。以致咽喉乾燥。

喉風

順氣利咽湯

當歸連翹散

加大黃利之。如久不治則變為飛系勞傷其命也

無痰法治用順氣利咽湯。如喰食者不治。如落心肺間刺痛者用當歸連翹散

第八種走馬喉風

二陳湯

涼膈散

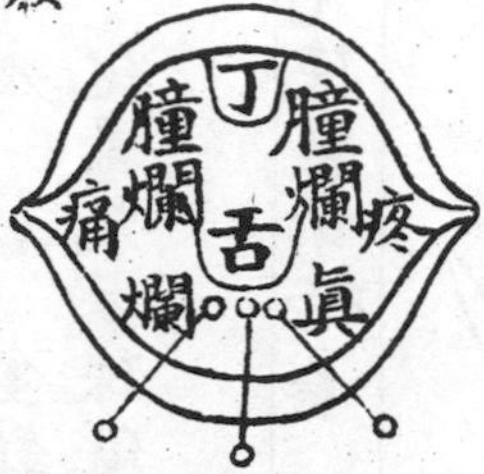

走馬喉風生下舌。迅如馬走入喉中。用針四穴還吹秘。噙須象後及追風。精心舌下針三穴。有痰吐去氣宣通。二陳涼膈忙宜用。搖頭丁黑一場空。

此症因食厚味受風熱而起。宜針少陰少陽。吹本秘於舌下。用針刺三穴出血。吹秘再將象後年甘及追風散泡水含漱。有痰者宜用探吐。爛處時以秘吹之。服二陳三黃涼膈散加荊芥防風。如若搖頭咬牙舌黑帝丁赤破俱皆死候。不可治也。○假若年少言語明白者。尤或可治。

按此症或左或右臉紫腫。或牙關紫腫。法治宜針舌下三穴。若牙落齦腫。丁爛舌腫者不治。

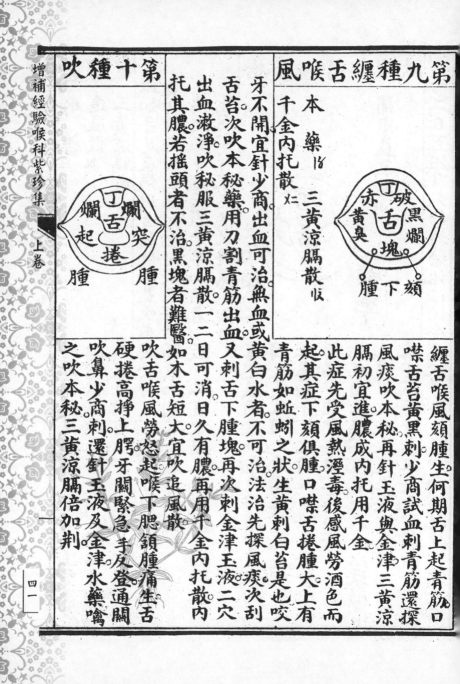

第九種纏舌喉風

本藥　三黃涼膈散

千金內托散

纏舌喉風頦腫生。何期舌上起青筋。口噤舌苔黃黑刺。少商試血刺青筋。還探風痰吹本秘。再針玉液與金津。三黃涼膈初宜進。膿成內托用千金。

此症先受風熱溼毒。後感風勞酒色而起。其症下頦俱腫。口噤舌捲腫大。上有青筋如蚯蚓之狀。生黃刺白苔是也。咬牙不開。宜針少商出血可治。無血或黃白水者。不可治。法治先探風痰。次刮舌苔。次吹本秘藥。用刀割青筋出血。又刺舌下腫塊。再次刺金津玉液二穴出血。漱淨。吹秘。服三黃涼膈散。一二日可消。日久有膿。再用千金內托散。內托其膿。若搖頭者不治。黑塊者難醫。如木舌短大。宜吹追風散。

第十種吹

吹舌喉風勞怒起。喉下腮頷腫痛生。舌硬捲高掙上腭。牙關緊急手足登。通關吹鼻少商刺。還針玉液及金津。水藥噙之吹本秘。三黃涼膈倍加荆。

舌喉風

水藥 丱
追風散 以
三黃涼膈散 仮

此症因受風熱。勞力酒怒而生。喉下及腮四下俱腫。捲舌硬頂上腭。治遲即死二三日內可治。法治針刺二少陽穴出血。如手足反張用通關散吹鼻。吹本藥於舌上下。或用小刀刺血吹秘水藥噙口內。病回舌轉即生。内服三黃涼膈散。加荊芥防風淨銀花
按此症多死而難治。早知治者。十救一二。宜吹追風散以解舌之拘捲
此症亦有寒熱往來發熱惡寒者。

拾壹種落架喉風

補中益氣湯 川

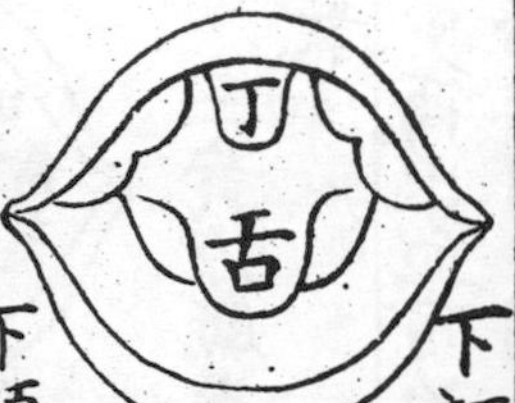

落架風因氣血虛。致將筋骨不收拘。或因大笑及呵欠。牙關落下。氣長呼。平身正坐。兩手托。大指入口捺牙餘食中小指揣下頦。望後推之。病即除。
此症因上熱下虛。氣血又虛。以致筋骨又虛不收。或大笑之後。亦或呵欠。以致落下。下頦牙齒不交合。言語飲食俱難。一二日可治。日久即難醫治。法治令患人平身正坐。以兩手托住下頦左右。

次將兩大指捺槽牙揣緊下頦。用力往肩下捺開關竅。向腦後送上即投關節。隨用絹条兜住。下頦係于項下。一時虛者。服補中益氣湯。或灸頰車七壯

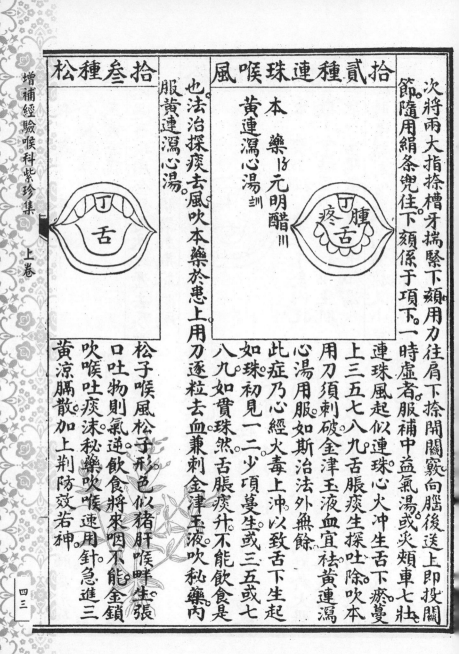

拾貳種連珠喉風

本藥〡〨元明醋〣
黃連瀉心湯三川

連珠風起似連珠。心火冲生舌下瘀蔓上三五七八九。舌脹痰生探吐除。吹本用刀須刺破金津玉液血宜祛。黃連瀉心湯用服。如斯治法外無餘。

此症乃心經火毒上沖。以致舌下生起如珠。初見一二。少頃蔓生。或三五或七八九。如貫珠然。舌脹痰升。不能飲食是也。法治探痰去風。吹本藥於患上。用刀逐粒去血。兼刺金津玉液。吹秘藥。內服黃連瀉心湯。

拾叁種松

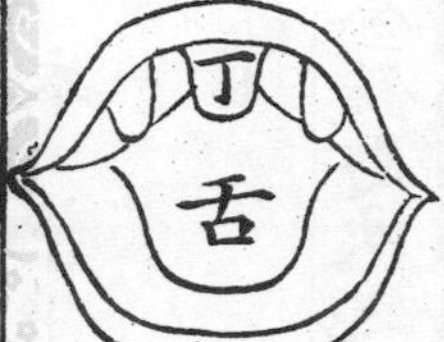

松子喉風松子形。色似豬肝喉畔生。張口吐物則氣逆。飲食將來咽不能。金鎖吹喉吐痰沫。秘藥吹喉速用針。急進三黃涼膈散。加上荆防效若神。

子喉風

秘藥卜二　本藥ㄧ㐅
金鎖匙〤
三黃涼膈散ㄌ

此症因上焦風火而起。喉中腫處形如松子。色若猪肝。口內滿喉皆赤。張口吐物則氣逆。牙關緊閉。飲食不能是也。法治遇有痰用金鎖匙吹之。瀝去痰涎吹秘藥用小刀。割腫處出血再以本藥合吹服三黃涼膈散。加荊芥防風。

拾四種　骨槽風

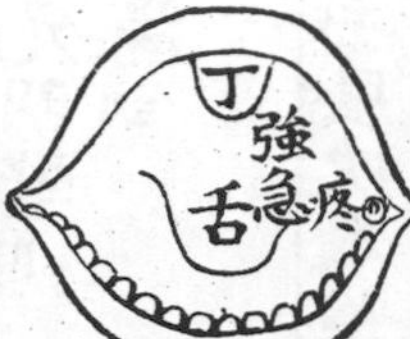

本藥ㄧ㐅秘藥卜二千金內托散ㄨ二金箍散ㄧ㐅追風散ㄧ又生肌散ㄨ㐅清陽散火湯三中和湯〤

骨槽風起太陽經。皆因鬱怒致傷筋。思慮傷脾肌肉結。耳下牙關緊痛生垂下五分灸七壯。吹用追風亦用針。清陽散火初宜用。中和內托值千金。

此症因憂思恐慮。太陽受病。結於大腸之間。邪毒交生。灘於經絡之內。或因鬱怒傷肝。致筋骨緊急。思慮傷脾。致肌肉結腫。膏粱厚味。致膿血臭穢。又小兒生此。乃稟氣虛弱。或風暑溼熱。或過肥甘而起。其症生耳前或耳下。腫連腮項。隱隱皮肉痛徹筋骨。略有小核。漸如李大。便覺紅腫。寒熱如瘧。或上或下。或左或右。牙關緊急。初則堅硬不消。久則瘡口難愈。先探風痰初宜艾灸腫頂及耳垂下五分各灸七壯。膏貼以泄内毒。外腫處用金箍散。加追風散敷之。牙關腫處吹本藥。或追風散。用刀去血。吹秘藥。服清陽散火湯潰後千金内托加麥冬五味或中和湯。吹秘合生肌水升火降脾健金清。乃愈。若外腐不合虛熱不退堅硬不消形體消瘦者必死。

拾伍種脚跟喉風

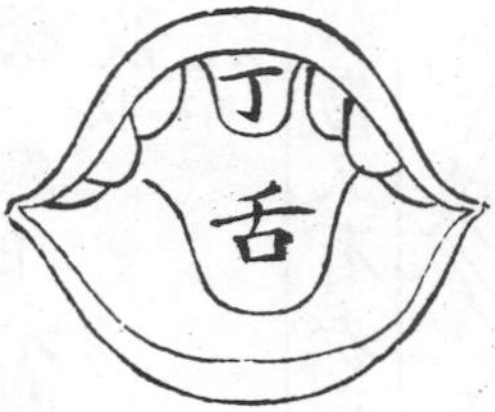

本藥〡〥秘藥〡二

荊防敗毒散〣

脚跟喉風從脚起七情鬱氣致根由。一年一次或二次喉内生如魚胞形本秘時時吹痛處荊防敗毒藥除根發胞痰腥臭穢死醫者潛心仔細評

此症因七情鬱結而起先從脚發起至於喉間或一年一次或半年一發其症一日行一穴至七日行七穴只是要發喉間發泡如魚胞水晶之狀先吹本藥。次吹秘藥内服荊防敗毒散發胞腥惡者必死

拾六種懸蜞蠱毒風

本藥〡〨秘　藥卜元明醋三
三黃涼膈散收
荊防敗毒散乍

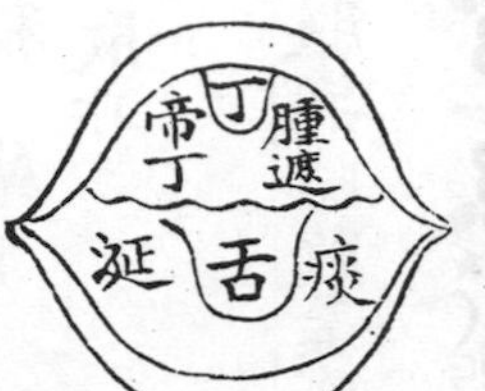

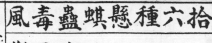

蠱毒懸蜞生上腭形如蛙腹閉喉嚨探痰須用元明醋本吹刺血秘相攻內服三黃涼膈散表症荊防大有功有膿當用千金托能令患者喜重重

此症因上焦蘊積熱毒風痰壅塞而起上腭垂腫形如蛙腹或似雞蛋咽喉閉塞痰涎滿口是也法治用元明粉先探風痰吹本於腫處用刀點去紫血吹秘藥服三黃涼膈散又有表症者服荊防敗毒散日久者用千金內托散

拾七種陰毒喉

半夏桂枝湯𠂎
三因蜜附子卜

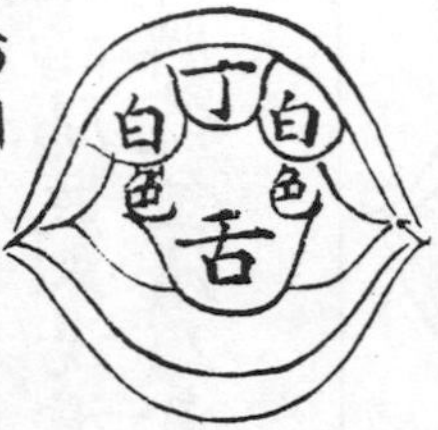

陰毒喉風脉細沉自汗咽痛屬少陰藥忌寒涼為要切桂甘半夏得回生苦酒湯能醫此症一服須知妙若神臟寒咽閉蜜附子奇方妙訣出三因

此症因受四時不正之氣及受非常暴寒少陰症脉微細而沉自汗咽痛下利

風

苦酒湯 圳

一名臀傷寒切不可用寒涼藥劑宜用半夏桂枝湯或苦酒湯若臟寒咽閉吞吐不利用三因蜜附子

拾八種撮口喉風

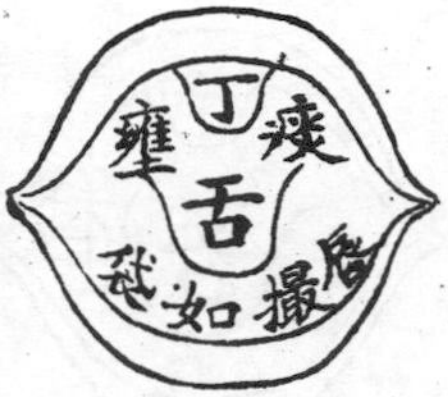

元明醋三　本藥15　秘藥上

防風通聖散

撮口喉風胃有痰唇如袋口似繩攣喉
內有痰元明醋口噤三稜刺少商馬齒
莧汁洗唇軟本藥先吹秘再還內服防
風通聖散立起沉疴免受殃

此症因胃有風痰火動而生其唇忽然如收袋口撮起不能飲食喉內風痰壅塞或經年一發是也法治用馬齒莧煎水洗唇用元明醋探去風痰針刺少商出血吹本藥於喉間及唇上內服防風通聖散如毒入內心胸脹滿上氣喘促下部洞泄不止者死

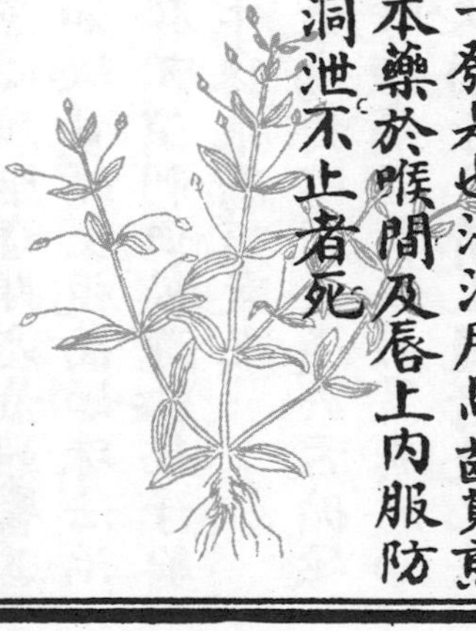

拾九種喉痺熱毒

本藥18秘藥上

粘子解毒湯四

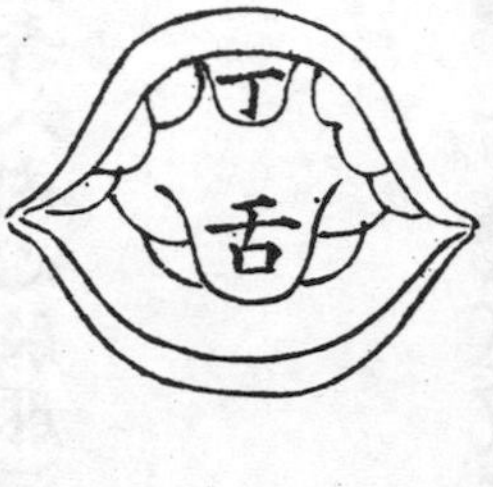

貳拾種喉痺陰毒

化毒丹廿秘藥上

蘇子降氣湯今

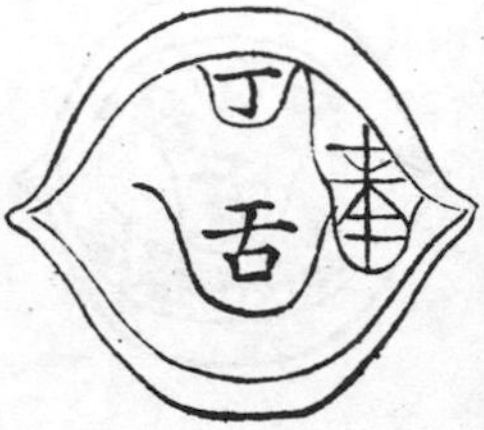

喉痺熱毒感心脾。咽痛閉塞最難醫。其形似臂腫如坎。目睛上視面如珠。法治探痰吹本秘。不消刺血秘。還吹。粘子解毒湯為妙。牛膝根湯頻漱之

此症乃熱毒傷於心脾。氣通於舌。循環上下。故咽喉腫痛面黃。其血黑。其形如臂。其腫若坎。面赤目睛上視者是也。法治探吐風痰。吹本秘。腫處不消。針去其血。內服粘子解毒湯。

喉痺陰毒感陰淫。邪火相干。最為急。喉內腫如紫李。形外症惡寒。其血黑紅可治。黑難醫。有痰猶可。喉乾死。化毒丹吞降氣湯。秘藥吹喉神効極

此症因冬月感陰淫邪火相干而起。於喉間腫如紫李。微見黑色。外症惡寒。身軀動振。腰痛肢冷是也。其色光亮。血紅

可治。血黑難醫。若血微紅腫處軟。喉中有痰可治。腫處硬血黑喉乾無痰難治。先服化毒丹。次飲蘇子降氣湯。吹秘一月戒酒

貳拾壹種酒毒喉痺

秘藥

粘子解毒湯国

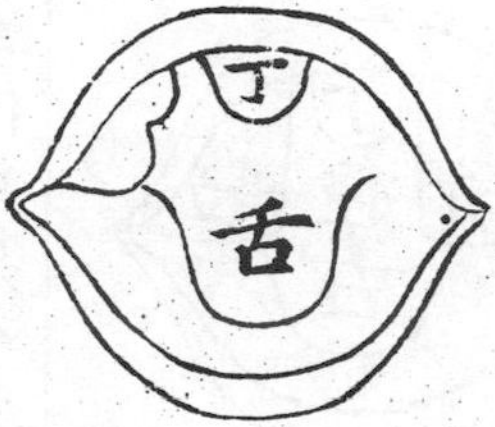

貳拾貳種風

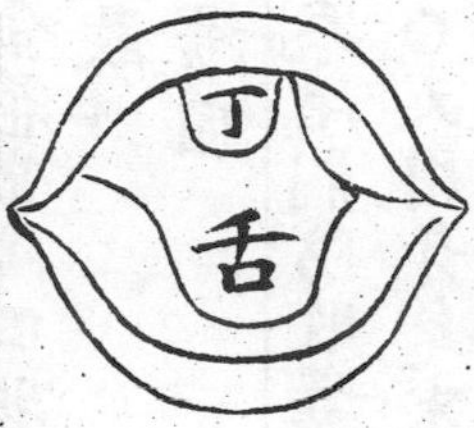

酒毒喉痺酒飲生。紅塞喉間雞卵形。惡熱增寒頭項疼。本秘去血得回新。粘子解毒加甘葛。不必他方把藥尋。

此症因上焦心脾二經之火。或因飲酒過度而起。形如雞卵。其色鮮紅。壅塞喉間。色光如鏡。發熱惡寒。頭疼項強。法治刺去毒血。用秘吹之。內服粘子解毒湯。加葛根甘草。

風熱喉痺受熱風。即生紫腫塞喉嚨。目睛上視生寒熱。荆防敗毒表相攻。聲音雌啞當清肺。四物滋陰抑火通。腮頷紅腫金箍散。還將秘藥入喉中。

此症因積熱感風而起。其腫紅而紫。其

熱喉痺

秘藥片 金箍散收 四物湯川

荆防敗毒散作

十全潤肺湯囲

風痰發熱作寒。用荆防敗毒散。後服加味四物滋其陰火自降矣。又用甘草一兩煎服。又用牙皂末和白霜梅噙之。又用木鱉子苦鹽水浸良久噙之。又用蜒蚰入白梅內令化噙之。又用牙硝枯礬各五錢硇砂一錢共末土牛夕杵汁調灌探吐按土牛夕草連根洗淨杵汁。入人乳少許灌服不能服者。吹鼻內。或射干磨逆流水服之。

形若拳。目上視壯熱惡寒。如病人聲音不响。宜服十全潤肺之藥。吹秘若遇外赤而腫。用金箍散敷之。牙關緊閉宜探

貳拾叁種飛傷喉

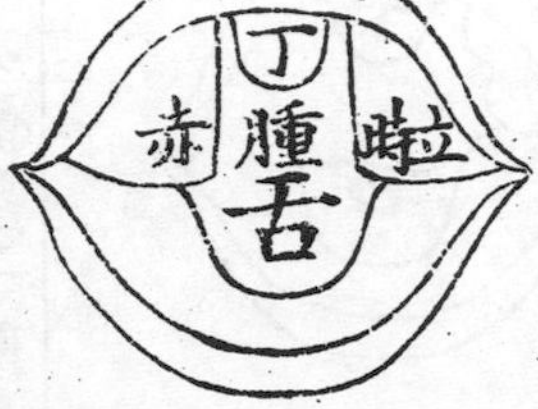

金鎖匙乂

秘藥片

飛傷喉痺怒火釁或中穢毒亦能生卒然腫脹人傷命。金鎖吹之妙若神。粘子解毒湯堪治。加上紅花丹皮效更靈。此症因受惡穢之氣。或因酒後發怒而起。喉中卒然腫脹傾刻轉大。漸至殺人也。法治用金鎖匙。探去痰涎。服粘子解毒湯。加紅花丹皮等分。若紅腫不消下

痺

粘子解毒湯 国

刀出血吹秘。如惡心腹脹者不治。

貳拾肆種風熱喉丹

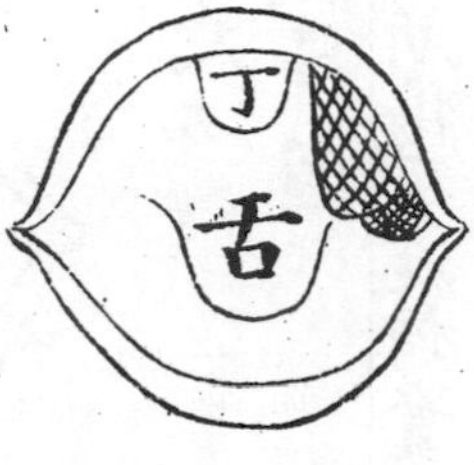

秘藥 上

元明醋 探痰法 三

粘子解毒湯 国

風熱喉丹勞思起邪風入肺致痰生。喉內鮮紅多腫閉。探痰吹秘用刀針粘子解毒湯宜服祛風涼血藥如神

此症因受風熱勞思過度或對風言語風入肺經作痰而起其色鮮紅而或赤紫法治須多多探吐風痰為要吹秘用刀點破出血火自得而降矣服粘子解毒湯去熱涼血紫色變為紅潤者則漸愈矣。

貳拾伍種喉

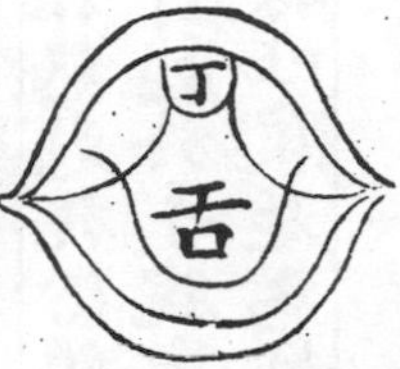

雄黃解毒丸 九 金鎖匙 乂

問君何以成喉閉。因感風寒受熱氣致令氣寒入脾經。邪熱干心卒然閉少商手腕刺三稜雄黃解毒丸為最金鎖匙散入喉中。八正順氣湯能治

此症因外感寒邪。內傷熱物或大寒後

閉

八正順氣湯 〔三〕

氣阻於中脘邪熱尅於心經。故生此疾。卒然喉中閉塞氣不宣通。而死者多矣。急以三稜針刺於手腕中紫筋上或少商出血用雄黃解毒丸冷水磨化下吹金鎖匙探吐痰涎為妙內服八正順氣湯。

貳拾六種氣癰喉閉

秘藥 上

雄黃解毒丸 九

參苓順氣湯 〔七〕

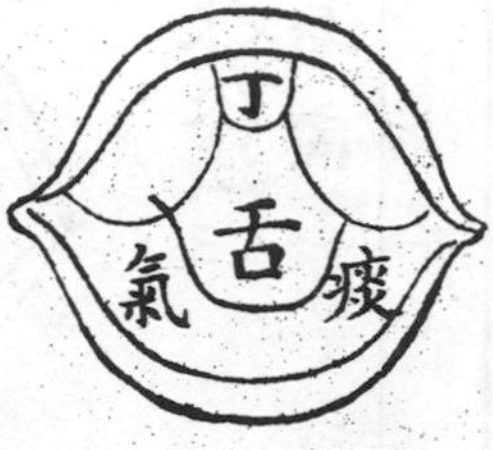

此症因七情所傷痰涎稠實鬱塞喉間身發寒熱必須分上中下三關在下關難治上中二關可醫吹秘藥服雄黃解毒丸後服參苓順氣湯

便入熱湯洗浴。故將寒氣逼入脾經。冷氣瘂喉痺塞喉間惡熱增寒痰吐涎雄黃解毒丸呑下參苓順氣湯急須煎吹內還須吹秘藥病在上中關可痊

貳拾七種傷寒喉閉

秘藥上 冰梅丸坊
四七氣湯紅
蠲毒流氣飲 園

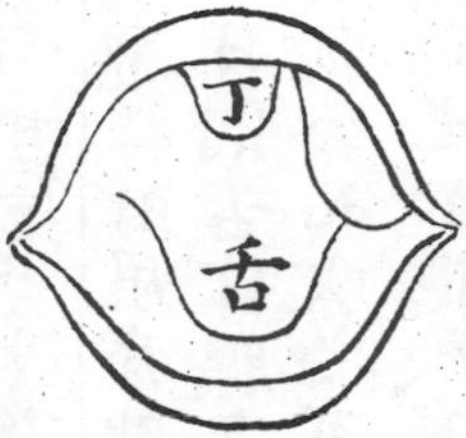

傷寒喉閉遺毒生。熱入心脾毒氣侵。先吞四七湯三劑。吹秘冰梅噙更靈。蠲毒流氣如煎服。管教一服值千金

此症因傷寒遺毒不散。八九日后喉中腫閉。乃熱毒入於心脾二經故也。急服四七氣湯二三劑。次吹秘藥。噙冰梅丸。後服蠲毒流氣飲。○按昔有人病傷寒症者。舌出寸餘。連日不收。用梅花大冰片。捺舌上即收。重者五錢而愈。

貳拾捌種雙乳

千金內托散如 三黃涼膈散收
生肌散炒 均末收

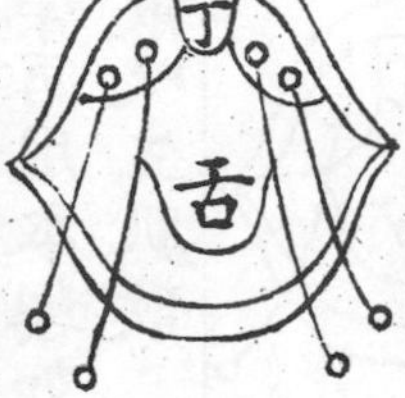

雙乳蛾生喉兩傍。皆因風熱痛驚慌。痰涎壅塞湯難入。探吐風痰本次當。頭尾小刀宜出血。秘加均末飲三黃。日久有膿千金托。收口生肌是妙方

此症因受風熱於內。鬱氣而起。在帝丁兩旁。形似兩乳頭。又若雞子。故名乳蛾。

蛾

元明醋三　本藥〡〨

症生腫痛。吞吐不利。口亦難言。痰涎壅塞。口噤難開。法治先用元明粉和醋探吐風痰。次吹本藥。用小刀刺頭尾二穴出血。吹秘藥。再用本藥加均末吹之。內服三黃涼膈散。日久有膿者刺破服千金內托散。吹生肌散。

貳拾九種單乳蛾

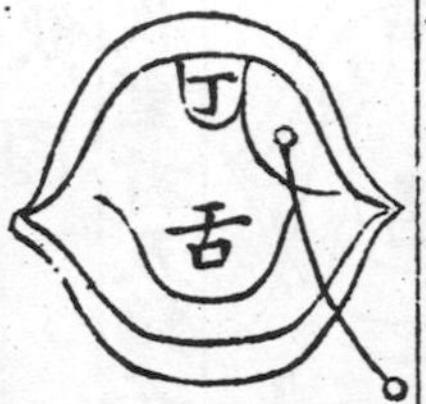

本藥〡〨　秘藥〦　通關散
生肌〤〨　均末〣〤　元明醋三　十八味
神藥〣　三黃湯〣〢　甘桔湯〣〢　二陳湯竇氏〤〢　降氣湯蘇子〡

單蛾勞鬱熱風因　腫塞喉間似乳形
頭目昏沉手足冷　探吐風痰吹本針
十八神方能散毒　有膿內托用千金
膿成畏刺通關散　鼻中吹入膿即淋

此症因受熱風勞鬱而起。在帝丁之側。或左或右。形似乳頭。狀若櫻桃。痰涎壅塞。甚者手足厥冷。頭目昏沉。法治先用元明醋探吐風痰。吹本。下刀去血。用秘吹之。服十八味神效或三黃湯。若至五六日則苦作膿。宜服千金內托散。膿熟用通關散吹鼻。膿即流淋後用均秘生肌合而吹之。有云服蘇子降氣湯竇氏二陳湯甘桔湯者。皆可在會心妙用之也。如遇厥重不省人事氣若絕者。用吳茱萸末醋調敷湧泉穴。

三十種死蛾乳核

單者名死單蛾

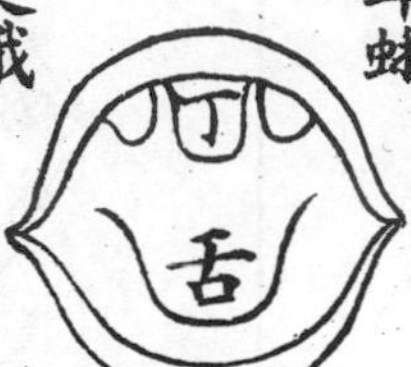

雙者名死雙蛾

均藥收 秘藥上 水藥土

二陳湯竇氏炆 三黃湯炸

死蛾鬱怒起咽中。不疼不痛塞喉嚨日就月將能閉氣損軀損命最為凶吹本用刀須刺去均末吹之逐日功患上將平方用烙二陳三黃水藥隆

此症因受怒鬱結而起生於喉中緊靠帝丁亦不甚痛飲食有碍勞辛即痛日久不治長塞喉中漸至閉氣以及損命法治吹本刀刺蛾上亂劃七八令血出盡以均秘合吹逐日如是吹刺待患平肉生方可下烙以平為度服三黃二陳方劑多服始愈忌食煎炒雞魚豆腐牛羊犬肉生冷發物切宜謹忌深深除根方杜後患宜用水藥噙口以拔餘毒

按此症起得緩愈得遲須至三四十日方能全愈單者同治

三十一種

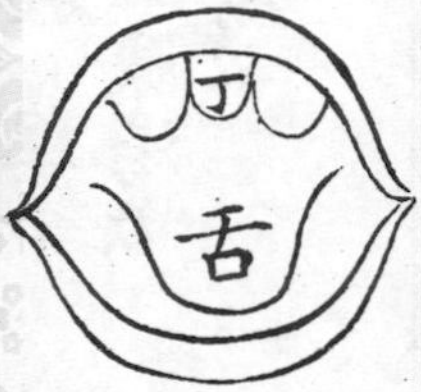

喉中生起乳蛾核氣鬱於心由此得生長喉中似乳頭天陰勞怒如繩亦呼吸不利難飲食日久月深成嫩骨本吹刀割待完踪下烙將平方減跡飲宜桔梗

活乳蛾核

本藥卜夕秘藥卜

桔梗湯川卜二陳湯㚢

枳桔二陳湯幺㐅

生肌散㐅夕

二陳湯收口生肌加片益

此症因氣惱鬱於心無伸而起至喉兩邊形如乳頭凡遇天陰勞力氣惱則項外如繩扣緊飲食不下呼吸不利日久年深則成嫩骨用刀日日割去一層吹秘内服桔梗湯二陳湯消盡無影下烙烙平後始無患忌食青菜等物刀口不完用生肌散加冰片吹之或服桔梗二陳湯亦可

三十二種喉癬

秘藥卜二

山豆根湯〤

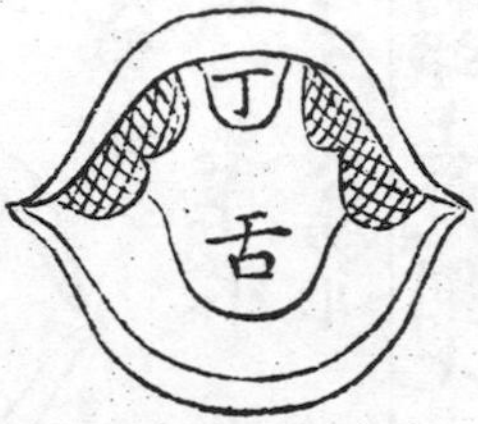

喉癬原來受熱風上焦火氣往咽攻滿喉白色先吹秘山豆根湯最有功

此症因受風熱或飲酒太過上焦火燥而起喉之内外白者是也法治秘藥服山豆根湯又或用梧桐子七枚炙焦存性研末吹之即愈

三十三種喉疔

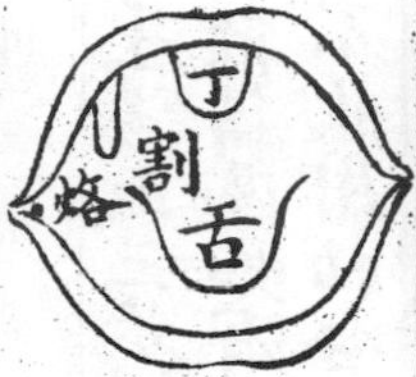

追風 本 藥

千金內托散

三黃涼膈散

秘 藥

喉疔因食毒穢生。生長喉中棗核形紅易紫難黑者死追風先用色轉生用刀割去吹將本下烙能教病去根三黃涼膈加銀草。有膿內托妙如神

此症因夏天人滴臭汗於豆腐內人食之或食自死禽獸穢惡之物皆起此疔生於帝丁之傍形如棗核紅者可醫黑者不治法治先吹追風散將見黑者轉紅則可治矣若疔大而又硬者吹本用鉤搭住以刀割去下烙吹本秘服三黃涼膈散倍加甘草銀花後服千金內托散若疔頭小而又軟者只宜刀點破出血去紅筋吹本秘自消此症宜於急速醫治遲則毒入膈中胸腫面黑為不治症也。按此症與單蛾相似但蛾圓而大疔長而小是以有別

三十四種

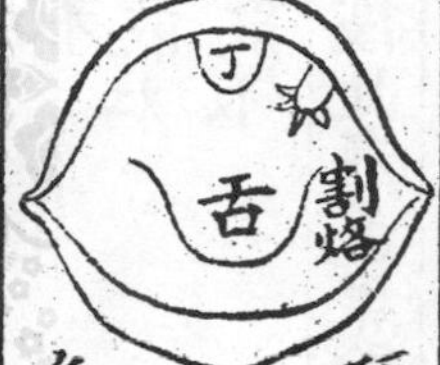

頭紅可治

色黑難醫

開花疔因怒氣生狀若花開故取名吹本用刀平割去秘吹下烙病無形三黃涼膈初宜進千金內托始膿成毒若內攻頻氣喘疔形黑色命難存

開花疔

本藥ㄌ秘藥卜
千金内托散ㄨ二
三黃涼膈散収

此症受病同前又因受熱七情鬱怒而起形若開花之狀法治吹本用刀將疔割去吹秘下烙再吹本秘止痛内服三黃涼膈散○按此症色黑餘毒内攻氣喘者難治治此須於根下割去無影方好

三十五種積熱喉癰

本藥ㄌ秘藥卜三黃湯忙
通關散一生肌散ㄌ
千金内托散ㄨ二
瀛洲學士湯川丄

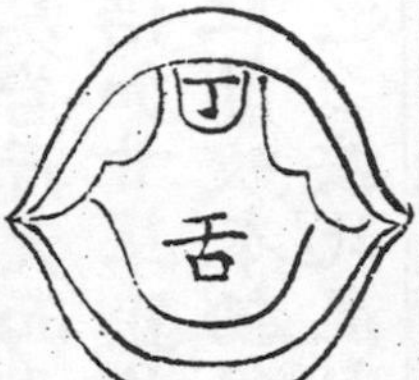

積熱喉癰厚味因丁旁腫痛若蛾形本吹刺血還吹秘三黃學士細心評七日膿成須内托通關吹鼻免刀針秘合生肌收口用管教起死立回生

此症因食炙煿厚物醇酒以致胃火沖上患生帝丁之傍腫痛與乳蛾相似但蛾圓而小癰塌而長外症耳根腮下俱腫項痛牙疼是也法治吹本下刀去血吹秘服瀛洲學士湯或三黃湯七日膿成服千金内托散若是口内出膿愈得早口外出膿愈得遲如有膿而畏刀刺針點者用通關散吹鼻内其膿自出出膿之後口不收用秘合生肌散吹之

三十六種喉瘤

益氣疎風湯四

麝香散[illegible]

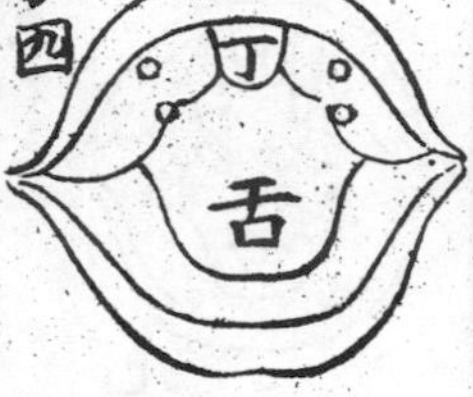

喉瘤生在喉兩傍。形似圓眼或單雙。犯之即痛喉中碍。晏神養息得安康不可輕用刀針刺。益氣疎風是妙方麝香散末時吹上。何必求神祝上蒼。

此症因肺經受熱多話損氣或怒高喊或誦讀太急或多飲醇酒炙煿而起。生喉帝丁兩傍或單或雙。形如圓眼。血系相裹犯之即痛不犯不痛須要晏神養息。以藥攻之則此症脫落矣。不可用刀針刺點令破若悞用刀針點破則為禍不淺慎之又謹宜吹麝香散服益氣疎風湯且射香散尤為始終之良藥也。非他藥之可及也。宜日夜吹之五六次可也。

三十七種喉

雄黃化毒丸丈

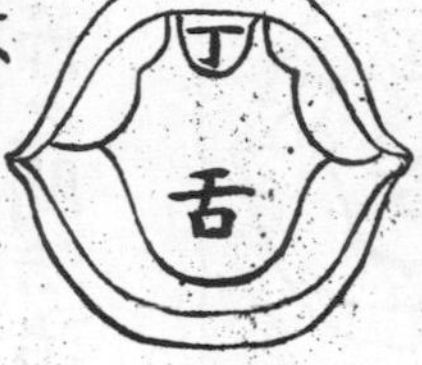

喉節生於雄尾中。初如梅核在喉嚨吐之不出嚥不下。病起緣由怒氣冲刺破吹上氷硼散。雄黃化毒念奇功再服四七湯為妙須教患者病除踪。

此症因七情鬱怒而起。生於雄尾之中。

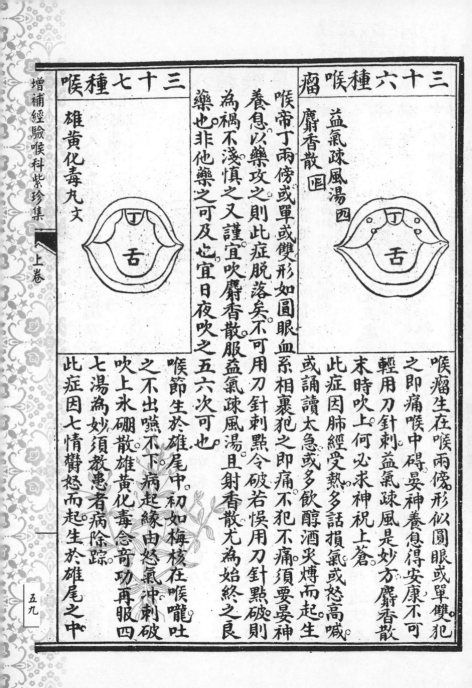

按氣海在臍下一寸五分引下氣一名句氣一名梅核一名膈氣按手三里在曲池下三寸按肉之起處足三里在膝根下三寸脛骨外大

節

冰硼散　四七湯

初如梅核在喉膈之間吐之不出咽不下。日久漸上喉節之間法治用刀刺破吹用冰硼散內服雄黃化毒丸再服四七湯。

三十八種喉單

三黃涼膈散　千金內托散

生肌散　秘藥

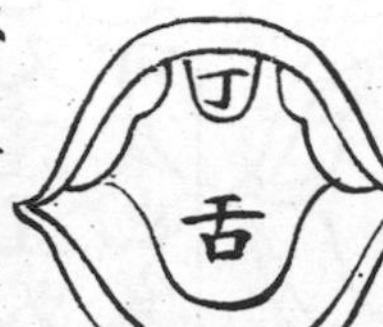

秘服三黃涼膈散日久膿成去膿吹秘加生肌散服千金內托散

喉單風熱喉中腫項刻緋紅氣不通吹秘針攻頭尾血三黃涼膈早宜逢日久膿成須內托加秘生肌最有功

此症因受風熱過食煎炒燒酒溫熱之物又或食熱湯滾酒而起滿喉微腫而紅法治吹秘用刀刺患處頭尾出血吹

三十九種回

按甸氣用刀梅核用針如灸稍好喉內出烟須灸氣海三里各七壯

本藥

秘藥

十八味神藥

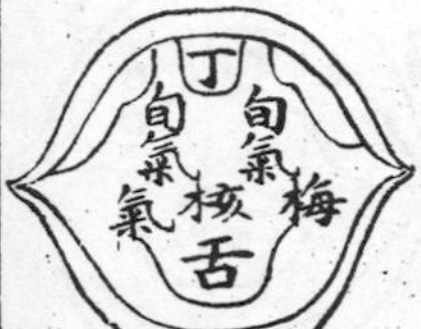

此五處灸艾如粒大

回食單名梅核氣初名甸氣噎喉嚨鬱氣根由生此症致人礙食不相通吹本用刀吹秘藥逐日將平灸烙功先用神方十八味二陳四七化痰終

此症因受氣鬱於心或因酒熱痰而起

食單

四七加味湯仁 枳桔二陳湯以
清氣桔梗化痰湯補

在喉兩邊。兩条硬筋，其色紅為匈氣在喉小舌下如核者名為核氣若丁下無核。定生舌根下或左右中有系一筋在腭或紫點如豆大或在舌根上如青白色如蜆肉或似桃膠兩傍紅筋垂下皆此症也久則前心後背疼兼噯氣喉中若虫行。骨硬嗌氣阻食。犯之即痛法治吹本下刀去血吹秘逐日如是去盡紫血方可下烙。及炙喉下。初起炙一穴即消久炙三穴病深炙五穴炙至口內出烟妙。如不出烟七九為度先服十八味神藥後飲清氣桔梗化痰湯。二十三劑。年深久不愈者。服酒藥三十斤。亦有服四七湯或加減二陳湯大抵此症俱以開鬱順氣清肺化痰為主或有先服十八味加大黃三錢皂刺一撮川山甲一錢。空心服行三五次即服加減二陳湯三四十劑

四十種氣單

本藥18 二陳湯双 三黃涼膈散服

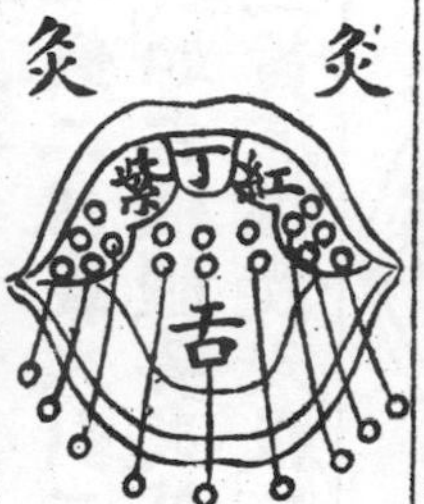

氣單鬱結原由起舌根橫起紫青筋吹
本火針針七次每針品字各三針外邊
喉下橫三炙涼膈三黃並二陳已上共
針四十九調理須知要養神。

此症因受溼熱鬱氣七情所傷而起。初

起靠舌根橫生紅紫色。青筋直現。法治用本吹於筋上。先用火針。照上圖式下七處共七針。二次連火針三個。紮品字樣每火針孔上各針二次連火針共四十九針。如舌根腫要炙外邊喉下橫、三穴口內烟出乃止如不出烟。七炷為度。服三黃涼膈散。又服二陳湯十餘劑

按火針用桐油蘸燒

四十一種氣子

二陳湯 炆本 藥卜 秘 藥上

清氣利咽湯 因

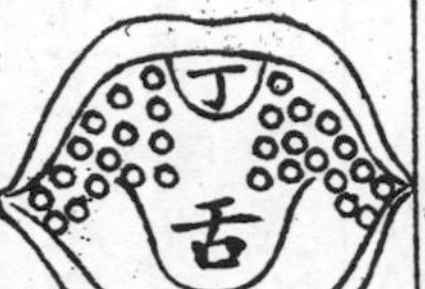

氣子如珠鬱氣因或紅或紫在喉中勞心氣怒皆能舉日久年深氣不通法治用刀先刺破還將秘藥上收功清氣利咽施妙劑能全病者喜相逢

此症因受氣鬱兼風熱而起。生於喉間如錢赤色。或紫或白犯之即痛受氣則舉日久愈

嗌氣是也法治吹本用刀挑破出血。吹秘。服清氣利咽湯。間有用二陳湯

四十二種

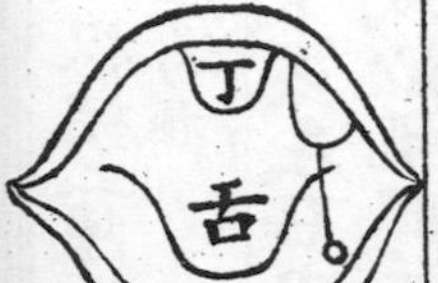

喉脿生如圓眼核肉線相連妨碍食七情六氣致根由手扯肉脿心痛切益氣疎風除病根射香散吹功妙絕

此症因外感六氣內傷七情而起。咽喉

喉脒

麝香散
益氣疎風湯

之内生肉脒如圓眼核大根一線五寸餘長吐脒方可飲食用手輕扯則痛徹至心是也。法治服益氣疎風湯。再用麝香二錢分為兩次水調服。或用麝香散亦可服之。則根化而愈。

四十三種喉疳

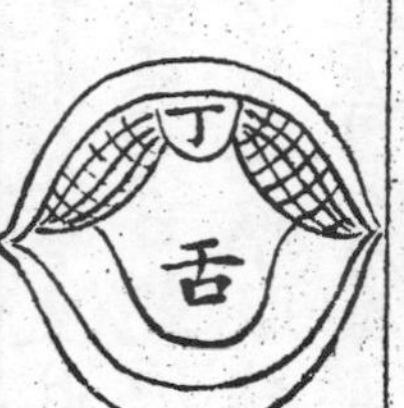

本藥　秘藥　學士湯　水藥
三黄湯　二陳湯　回生散
紫云烟　生肌散

喉疳熱毒停心膈。滿口臭爛不堪聞。噙用年甘加午後。秘吹珠片麝香呑。初服大黄加學士。三黄土茯末回生。紫云薰口功奇妙。收斂生肌止痛疼。

此症因受風熱或食炙煿受毒於内。年少易愈。年老難醫。法治用白午後汁二鐘。年甘末二錢。共和泡汁。噙漱拔毒。少頃吐出再換。不可咽下。日噙十數次。吹用本秘藥加冰片血竭龍牙珍珠共末合吹。服學士湯。初劑加大黄三錢。年壯者服土茯苓末回生散十劑。又服二陳湯。後看色轉如何。紅色者易愈。色黑者難全。或用三黄一二劑。時以水藥噙口。若肉爛成洞。吹生肌散止痛。後用紫云烟燻之。口噙甘草湯。忌牛羊首肉一切發物。

四十四種口瘡

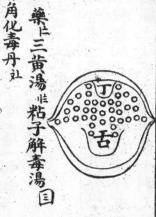

秘藥上三黄湯非　粘子解毒湯三

犀角化毒丹社

口瘡積熱在心經。滿口生瘡黄白形。米泔拭淨時吹秘。甚宜去血火方平。粘子解毒三黄散服之。退火與涼心。小兒化毒丹宜服。桑汁塗瘡效更靈。

此症多因勞碌。及食炙煿火酒椒薑之物而起。小兒多食肥甘或胎中受毒或乳母病中熱乳飼兒皆生此疾。咽舌上或紅或紫或黄或白。疼痛流涎難以飲食甚者發熱惡寒。口乾便閉。法治先用米泔或用苦茶。以青布蘸水洗淨瘡上出血不妨吹秘藥服粘子解毒湯。倍梔連或三黄湯。如小兒不能服藥。令乳母服之。以乳食兒亦可。另有犀角化毒丹與兒服之。如臭穢用秘加人中白黄連末射香冰片合而吹之。

四十五種

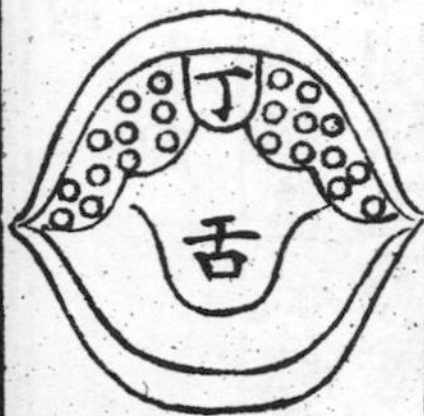

七星瘡生喉上腭。皆因熱毒積心經。似粟如珠黄白色。滿口流涎極臭腥。手足畏寒身發熱。苦茶拭淨秘吹頻。降太清肺噙水藥。如斯搯日可回生。

七星瘡

水藥丩
秘藥卜
清脾降火湯(曰)

此症因脾經積熱。上腭屬脾。脾氣通於喉故也上腭生瘡如栗如珠或黃或白口中腥臭手足畏冷身體怕寒是也。治法用苦茶或水藥蘸水用青布拭淨瘡上吹秘藥服清脾降火湯戒酒色。

四十六種走馬疳

水藥丩　秘藥卜　蘆薈飲汇
本藥18　氷硼散卝　人中白散汇
粘子解毒湯五

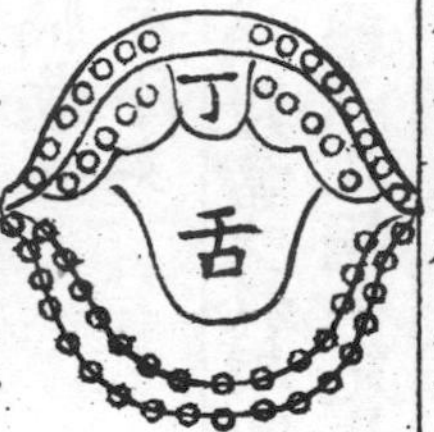

走馬牙疳如馬迅肥甘膊起陽明牙齦黑爛多脫落傾刻沿開臭穢腥午後年甘多拭淨秘加氷射或氷硼三黃粘子消疳飲何必他方把藥尋

此症因食熱煿醇酒肥甘以致牙齦發腫乃陽明胃經火動而生兼受溼熱致發此症先作腫爛隨變黑腐傾刻沿開其患迅速故名走馬甚者牙齦脫落根柯朽黑不數日以致穿腮落齒延及滿口。走入喉中誠為難治遲則患生無措治法用象後年甘泡汁搽拭吹秘。如臭加氷片射香時用水藥噙口拔毒爛處用香附炒黃為細末搽併吹本秘服三黃湯粘子解毒湯。急者針少商。服土茯苓末○又小兒生此者。內服蘆薈消疳飲。外吹秘藥。或人中白散。冰硼散。若牙齦大小穿出刺唇則痛者。用刀刺破。取去黑爛吹秘。○按治此症。必取去黑腐肉見紅肉血流為妙。如聲結喉啞。乾腐不脫。牙齦無血。穿腮破唇。身熱不退。漸入喉中者俱不治也

四十七種珍珠

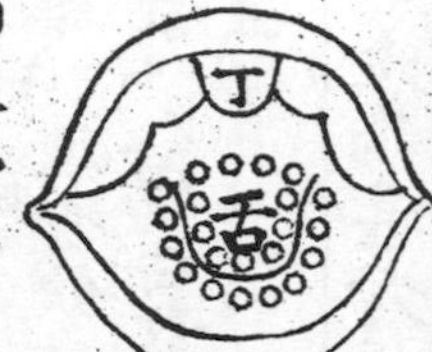

秘藥片
涼膈散收
三黃湯收
化毒丹紅

舌上生起珍珠毒。皆由火毒犯心經。紅黃赤白多疼痛。小刀去血秘吹靈。三黃涼膈降心火。化毒丸丹孩子吞

此症因食炙煿勞力心火冲上而起。小兒生此因食甘甜及母食熱毒之物。或因受胎中熱毒致生此症。舌上如珠。先赤紫後黃白。疼痛難當。吹秘。用小刀挑破出血。苦茶拭淨吹秘藥。服三黃湯涼膈散。如小兒不能服藥。以乳飼小兒。此亦用其權也。更可用化毒丹與兒服之

四十八種

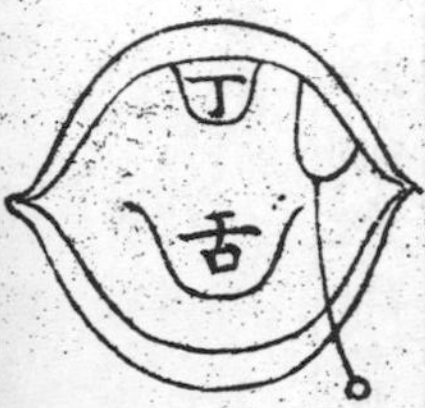

懸癰生於上腭中。形如紫李掛喉嚨。口不能言舌難動。頭不能低涕出紅。刺破癰頭流毒血。鹽湯漱淨秘收功。雄黃化毒荊防散。看症隨機要變通

懸癰

荆防敗毒散卅
雄黃化毒丸之秘藥廿

此症乃脾家受熱積毒。感冒風熱而起。生於上腭。形如紫李垂下口不能言舌不能伸。頭不能低仰面而立。鼻出紅涕。若不速治則毒入於臟而死。法治用刀刺破癰頭出血。用鹽水湯漱淨其血吹秘藥。內服荆防敗毒散用雄黃解毒丸。服之即愈。

四十九種懸疔

三黃湯廿秘藥廿

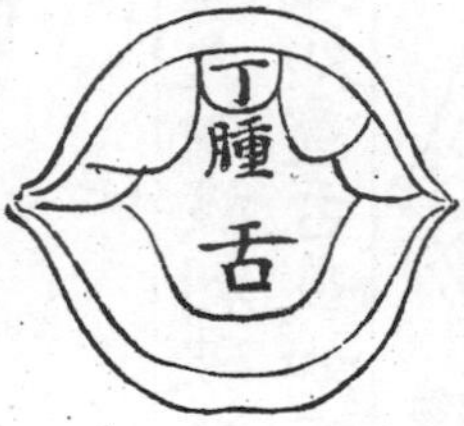

懸丁之症因心火。重褻厚味亦能生怒忍帝丁垂下腫秘吹切忌用刀針。炒鹽加上烏龍尾點之仰臥片時辰三黃加用通芎桔粘子荆防妙若神。

此症因受風熱食煎炒厚味或重褻疊被。或思慮過度心火上冲而起。帝丁卒然紫腫。下垂或偏或正。吞吐不利法治不可用刀刺破。宜吹秘藥。或用烏龍尾和炒鹽以筯點之丁上。用枕枕項。仰臥一時。甚者用內服三黃湯。加木通桔梗共川芎。

按帝丁垂下偏者。是風甚故也。加粘子荆芥防風

五十種痰泡

氷硼散〢〡　二陳湯〣
清熱如聖散〤
又方〤

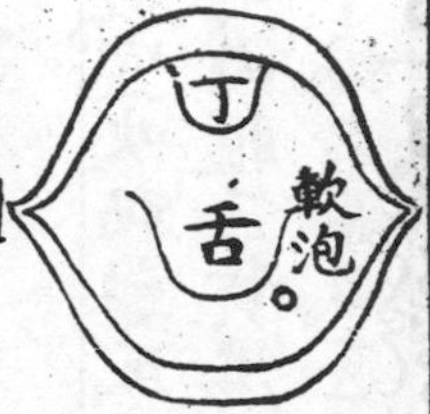

痰泡火升流舌下。纏腫如綿痛不安。吹本用刀須刺破。流去痰膠搽全乾還要吹上硼砯散。二陳加減即平安

此症因痰飲乘火流行。凝注舌下。結成泡腫綿軟不硬有痰言語作痛不安法治吹本用刀刺破。流出黃痰。猶若蛋清稠粘難斷須要搽盡稠痰吹氷硼散服二陳湯。又有舌下腫大如核刺破取出黃痰已痊又發者服清熱如聖散。又舌下腫結如核或如重舌或如木舌或滿口生瘡者俱宜清火化痰為主

五十一種重舌

瀛洲學士湯〢〡　千金內托散〤〢
黃連瀉心湯〣〡　生肌散〤〨　秘藥〡〢

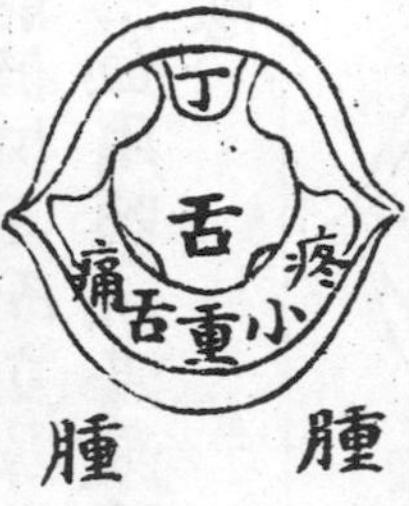

重舌原因心火生或加鬱怒火隨升舌下還生一小舌大舌捲撮多痛疼金津玉液頻針血吹秘痛減即回生。初宜學士瀛洲服臏脹千金內托吞

此症因心火妄動。或受鬱怒酒色而起。舌下生一小舌。久則大舌捲起。疼痛不

止飲食不下。頦下腫硬。法治用針刺金津玉液。及小舌腫處。俱刺出血。有死皮宜割去吹秘。日久有膿。則刺破出膿。吹生肌散。於初起未成膿時。宜服黃連瀉心湯。或瀛洲學士湯。如起五六日者。必欲作膿也。不必用前藥。只宜千金內托散托之。膿熟刺破。出之即愈。

五十二種蓮花鈿舌

瀛洲學士湯 〣〦
黃連瀉心湯 〢〣
千金內托散 〤〢
生肌散 〤〥
秘藥 〦

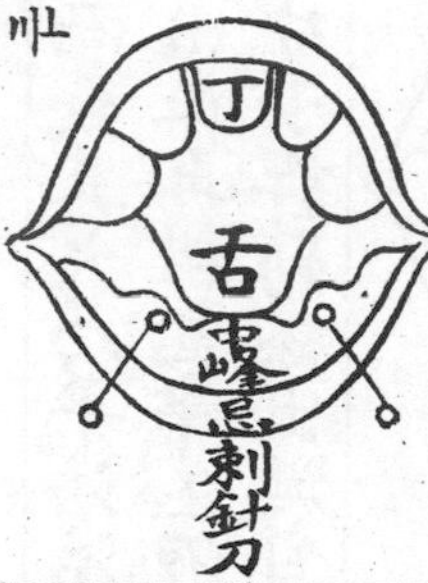

鈿舌蓮花怎因生。多由積熱在心經。三五七峰生舌下。形似蓮花得此名。忌傷舌下中間穴。須針玉液與金津。有膿內托千金散。初起黃連學士吞。

此症因熱毒積於心經。及受氣鬱勞傷。或過飡炙煿熱物。兼受風熱而起。舌下腫痛。生長五峰。有似蓮花之狀。三峰者輕。七峰者重。法治宜針兩邊峰尖上。用針或刀剔破出血。其舌尖中間。乃心之穴。切忌不可用針刀刺破。若悞刺其穴則血流不止。傾刻傷命。又如此症。須看人之老少病之淺深。如初起時服黃連瀉心湯。併學士湯。日久則欲出膿。服千金內托散。膿熟刺破吹秘。再吹生肌散。

五十三種木舌

黃連瀉心湯 卅　冰硼散 廿

秘藥 廿

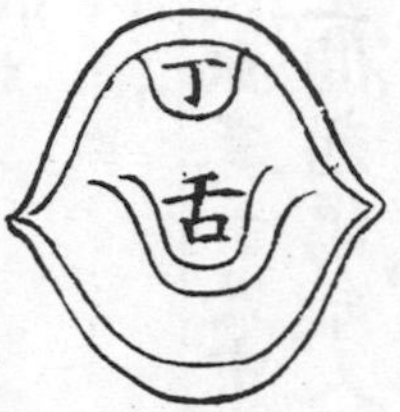

木舌原因心火盛舌如木硬紫多痰壯熱憎寒言蹇澁吹秘舌下刺青筋黃連瀉心湯用服本吹秘合與冰硼

此症因火積於心太盛致使舌硬如川山甲狀外憎寒內壯熱語言蹇澁且更有用川山甲照人舌做成一圈夫舌者心之苗也因心而致其火乃平。法治內服黃連瀉心湯外吹秘藥舌上紫腫處用小刀點破出血再刺金津玉液出血則自愈矣又有舌紫腫者名曰紫舌用飛鹽加冰片少許勤搽出涎自愈或吹用冰硼散

五十四種弄舌

涼膈三黃散 收　水藥 廿　本藥 18

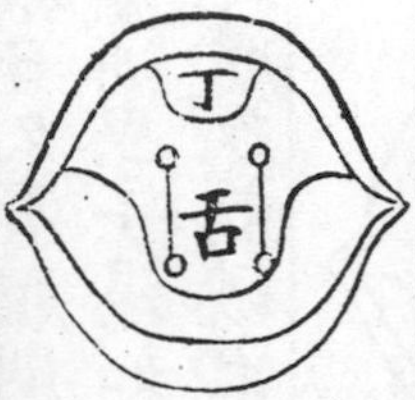

弄舌因心勞鬱氣舌生四眼是全形或生一二流鮮血年老難生年少存三黃涼膈初宜進黑心挑盡秘吹頻收功全在生肌散舌硬瘡深不可生

此症因風痰酒毒積於心經又因鬱氣

舌

秘藥〻爛藥 生肌散〻

勞心而起發於舌有生四眼全症或生一二眼出血或二三眼或在舌中或在兩傍甚者眼生八九個則難治矣年少者服涼膈散看症若有黑心小者用刀挑盡大者用爛葯化毒用水藥洗淨吹本秘如不收口加生肌散吹之其舌不軟瘡口不滿皆不治也若年之老者亦不治。

五十五種胞舌

加味二陳湯〻玉樞丹

秘藥〻

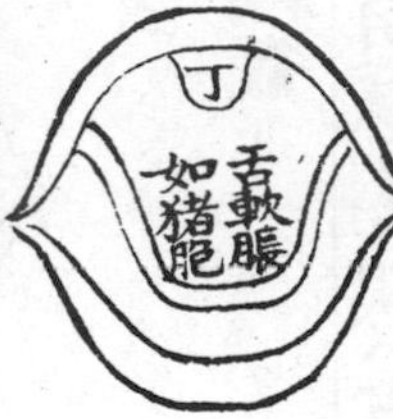

胞舌猶如猪胞形痰隨火上犯心經不疼不痛妨言語滿口流涎食不成舌下青筋宜刺破流出痰如雞蛋清秘合氷硼吹患處服藥加增用二陳

此症因心火上冲痰隨火上注於舌內。忽然腫脹滿口口軟有如猪尿胞狀不疼不痛口內流涎言語妨碍法治於舌下看有青筋疱如蟹眼狀者宜吹本用刀挑破流出痰如蛋清搽乾温湯漱淨吹秘藥加氷硼散元明粉合吹內服加味二陳湯

昔有一人舌忽腫脹出口。痛如針刺。無方取効遇一雲遊僧云是蜈蚣毒沿

碗上。食之染毒。用雞冠上血。一小盞浸舌。用玉樞丹搽舌上。或服之亦可。如無玉樞丹。以雄黃硃砂梅片硼砂吹之更妙。

五十六種　腫腭

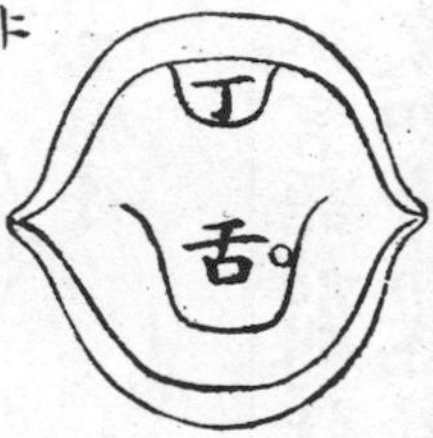

竇氏甘桔湯 卝
黃連解毒湯 18
秘藥 上 氷硼散 卝

舌上生瘡名腫腭。多因火毒內干心。作事煩燥多痛苦。秘吹不可用刀針。甘桔黃連先後服。舌上痰凝用二陳。

此症乃心經積熱。而起舌上生瘡如楊梅之狀。外症無熱寒但作事心煩。法治用竇氏二陳甘桔湯倍梔子後服黃連瀉心解毒湯。吹秘藥。不可輕用刀針刺破。

陳氏云如此症有痰氣結於舌上成核強硬者。吹氷硼散。用小刀刺破出血。服加味二陳湯

五十七種

在左者名左雀舌

在右者名右雀舌

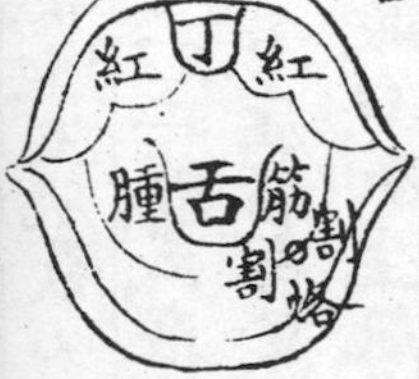

雀舌感風由鬱氣。生於舌畔苦多疼。吹本用刀須割去。還吹秘藥肉加均。三黃涼膈宜多服。收口生肌妙入神。

此症乃心膈蘊積熱毒。或因風熱氣鬱

雀舌

本藥〡〨均　藥〡〤秘　藥〡〦

生肌散〤〨　三黃涼膈散〡〤

勞苦而起。治用本吹將刀割去雀舌。用烙一二次。吹秘如雀舌小者不割烙。只以小刀刺破吹均秘。服三黃涼膈散瘡口不收完吹生肌散合均秘

按此症生。或左或右舌上旁邊。生出如雀舌之狀疼痛臭爛或舌上生岔腮邊紅腫俱用吹秘。

五十八種啞舌癟

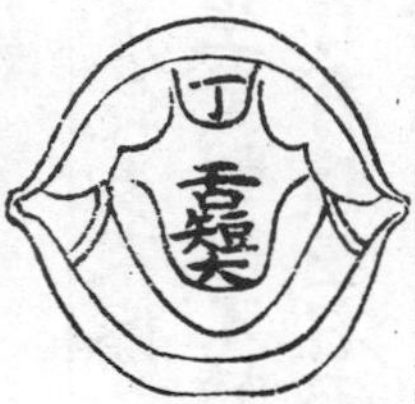

本藥〡〨　探吐〣秘　藥〡〦

生肌散〤〨　追風散〡〤　學士湯〢〦

粘子解毒湯五

千金內托散〤〢

啞舌癟生舌兩邊口中腥臭吐稠涎未有膿成宜刺破本秘生肌共合連學士神方粘解毒膿成內托散如神

此症因受風熱酒毒瀝痰而起牙齦裏兩邊生癟啞舌舌尖短大是也兩邊未破者吹本針破去血吹秘已破者亦吹本秘或擦追風散於舌上如兩邊臭爛。秘加生肌散倍冰射吹之水藥噙口。初起服學士湯或粘子解毒湯已成膿服千金內托散若內有痰。亦宜探吐。

五十九種死舌癋

本藥吹秘藥上
追風散以水藥廿
瀛洲學士湯呷

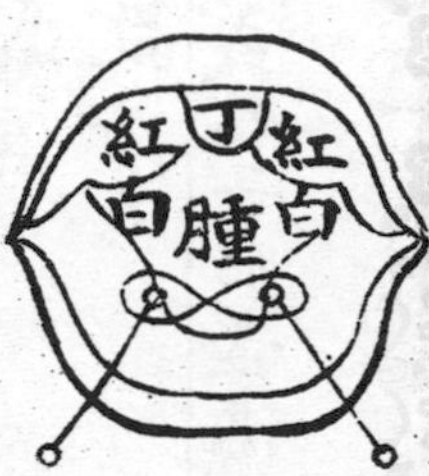

死舌癋生如木舌其形白色腫多疼刮去白苔酒洗盡追風加片射姜噴玉液金津宜去血吹秘還將水藥噙瀛洲學士湯多服舌捲黑色命難存

此症因久積熱毒於心而起舌如白胎死色與木舌相似但木舌小而硬此症腫而白治法以刀刺去白皮用追風散加氷片射香青皮乾姜末擦之腫甚刺金津玉液出血吹秘服學士湯噙水藥時吹本秘舌生黑刺治不轉色者死候也

六十種捲

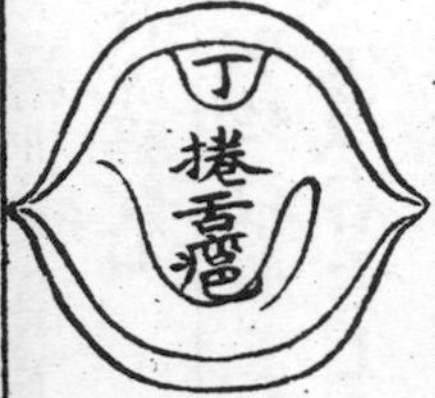

按此症起五六日有膿左右兩邊上下用本吹針之出膿方愈舌捲不能言無方可治舌硬者不治

捲舌癋生於舌下或右或左或居中形如棗核多疼痛舌橫捲紫喉口中患處用刀須點破均秘吹之大有功黃連瀉心加貝粉日久千金內托通

舌瘄

秘藥上均末以生肌散炒

黃連瀉心湯訓千金內托散仁

此症因風熱感於心經或食煎炒熱物而起生於舌下或左或右或正中其形似棗如圓眼腫痛不安言語不得舌捲紫硬初起吹本用刀去血吹均秘服黃連瀉心湯加金銀花花粉貝母日久膿成刺膿吹秘服千金內托散

六十一種牙瘄

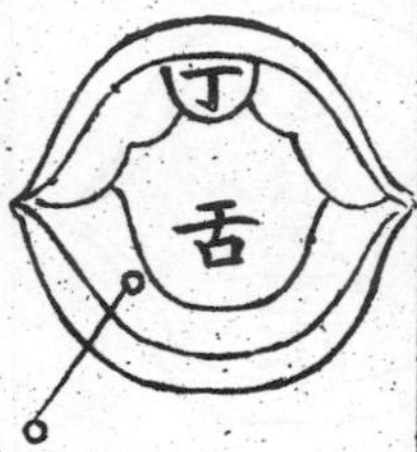

本藥以秘藥上

荊防敗毒散非涼胃湯文

牙瘄之症起牙齦，生如豆大腫多疼，發熱憎寒頭腦痛，荊防升葛表通神，吹秘瘄頭輕刺破，涼胃湯宜在後吞。

此症因胃經脾經陽明之火，發於牙齦，生毒如豆大或如指大，紫色腫硬，疼痛難忍，或頭痃發熱憎惡寒，法治吹本，下刀吹秘，頭疼惡寒，用荊芥防風敗毒散，加升麻解表，後服涼胃湯，降胃火而愈。

六十二種

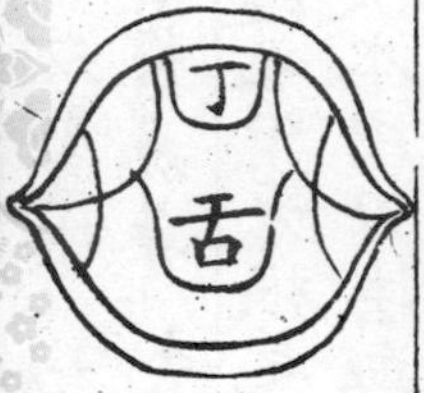

牙疔惡璣觸陽明，縫中高突若疔形，腮連腭腫生寒熱，破流紫血痛連心，吹秘用刀平割去，均秘時吹效更靈，三黃涼膈多宜服，吹本還將水藥噙。

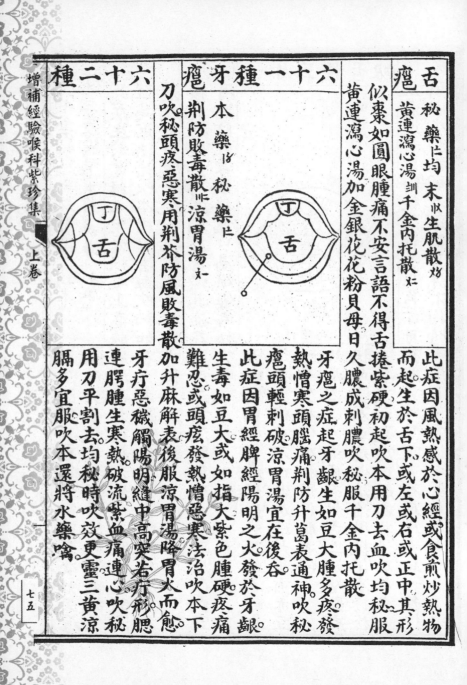

牙疔

千金內托散〤二 荊防敗毒散〢〨 均末〡〨

三黃涼膈散〡〨 本藥〡〨 秘藥〡二 水藥〢〢

此症因食臭惡自死禽獸或飡煿炙厚味或受惡穢之氣觸於陽明胃經故生此疾生於牙縫之中牙根之上高腫突起甚者頂起牙來痛連腮項破則流血是也法治吹本用刀去血吹秘如長大者用鉤鉤而割去吹均秘服三黃涼膈散有膿千金內托散托之時時吹秘口噙水藥

按此症發熱惡寒頭疼身強其症在裏用三黃涼膈散加大黃其症在表宜用荊防敗毒散發熱口渴煩燥用秘吹之

六十三種舌衄

四物湯〢〡

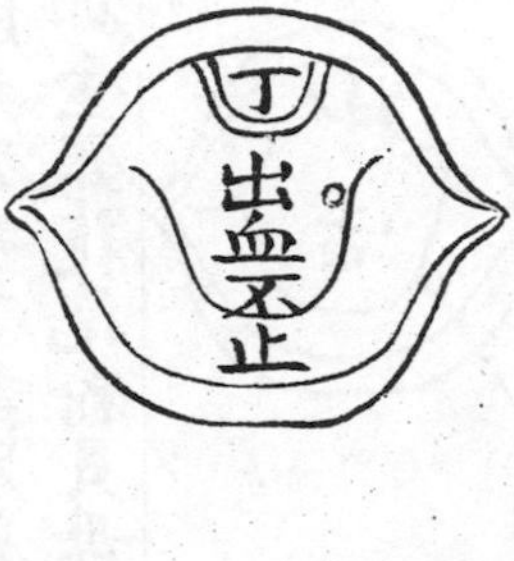

舌衄皆由心火熾形如簪孔血流鮮急須摻上槐花末四物加連丹角煎赤豆一升生杵碎水和取汁服之仙

此症因心火熾盛而起舌上如簪孔之狀血流不止是也法治用槐花末摻於舌上流血孔處內服四物湯加犀角丹皮黃連黃芩山梔蒲黃去川芎亦可煎服或炒黑煎亦可或用赤豆一升杵碎以水和擣取汁每服盞許不拘時或用百草霜搽之其血即止

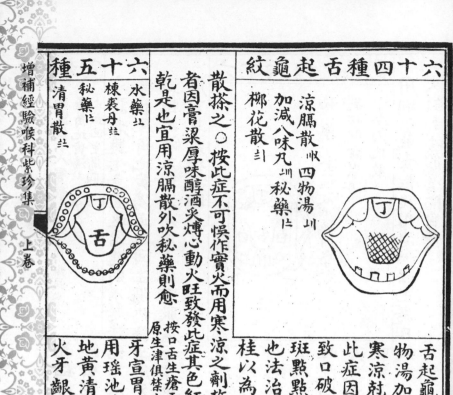

六十四種舌起龜紋

涼膈散收　四物湯川
加減八味丸圳　秘藥仁
椰花散彐

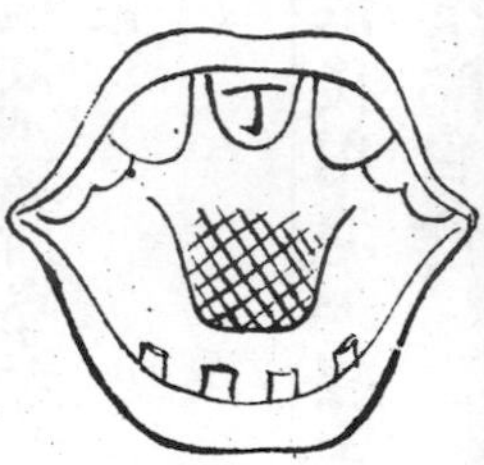

舌起龜紋虛火動，狀若無皮白不紅。四物湯加丹桂柏，椰花散藥漫收功。忌用寒涼尅伐劑，實火休言在此中。

此症因思慮煩甚，多醒少睡，虛火動而致口破舌上疼痛，狀若無皮，色淡而白，斑點點細小，甚露出龜紋，脉虛不渴是也。法治用四物湯加黃柏、知母、丹皮、肉桂以為引導，亦從治之法也。外用椰花散搽之。○按此症不可誤作實火而用寒涼之劑，故特書實火附後，以備參考。夫實火者，因膏粱厚味，醇酒炙煿，心動火旺，致發此症。其色紅紫，滿口爛斑，甚者腮舌俱腫，脉實口乾是也。宜用涼膈散，外吹秘藥則愈。

按口舌生瘡，舌乾黃硬作渴者，服加減八味丸以滋化原，生津，俱禁水漱。

六十五種

水藥廿
棟袰丹廿
秘藥仁
清胃散廿

牙宣胃火起陽明，縫中出血不留停。急用瑤池噙漱淨，棟袰丹塞立通神。犀角地黃清胃散，回生甘露仍選評。胃中虛火牙齦爛，蘆薈丸吞極有靈。

牙宣

甘露飲〢八寶散　蘆薈消疳飲〡
犀角地黃湯〢　人中白散
止血回生湯〤

此症乃陽明胃經之火上攻而宣露。牙縫出血不止。上屬脾下屬胃吐血痰至斗許者難生急宜速治遲則不起。法治用水藥漱淨吹秘塞棟表丹。內服清胃散犀角地黃湯止血回生湯仍評選用又有胃虛火動而牙齦腐爛致淡血恒流滲不已者不用上藥宜服蘆薈消疳飲吹人中白散或八寶散又有用百草霜擦之即止

六十六種兜腮癰

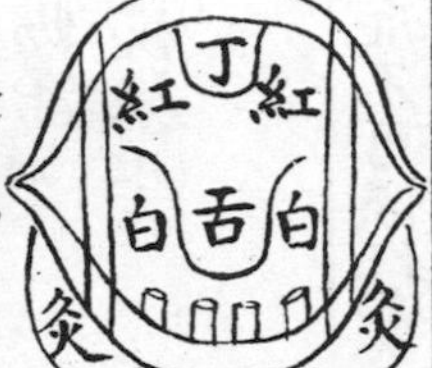

秘　藥〻金箍散〣瀛洲學士湯〣
荊防敗毒散〣
千金內托散〤

兜腮癰毒因風熱生在腮邊紅腫結。或左或右或兩邊口中若腫宜針血初起頭疼寒兼熱荊防敗毒何須說瀛洲學士及千金敷用金箍奇妙絕

此症因受風熱溼毒而起生於腮下兩邊或一邊右左者如口內腫下刀去血吹秘日久去膿初起時頭疼發熱憎寒用荊防敗毒散後用瀛洲學士湯日久不消用千金內托散外敷金箍散或火針刺去膿膏貼自愈。

六十七種兩腮腫黑瘡

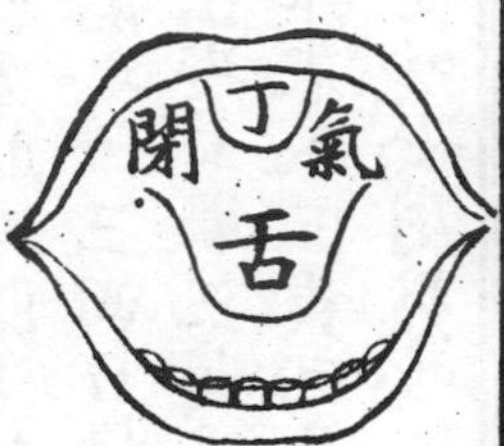

本藥仂　均藥収
秘藥卜　追風散以
二陳湯炆　桔梗湯咋

六十八種出

并牙盡處亦有不自衛生風串入牙。以致牙齦膿出齒落用秘藥以蜜調敷於上。

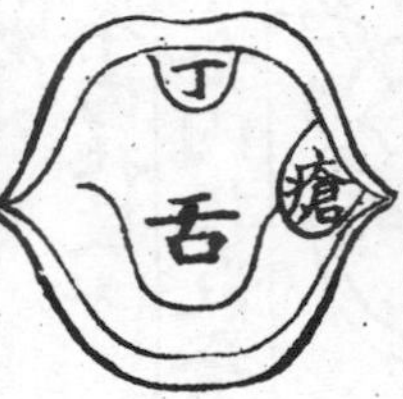

追風散以　秘藥卜　元明醋三

兩腮腫黑温熱生。兩頷腫黑痰漸增。喉中氣閉人妨悶洗和手足少商針本秘均合追風散。桔梗湯須合二陳

此症因受風熱温毒而起面黑項下腫。兩腮邊亦腫喉中氣閉或汗出不節。致生此疾。法治用滚水一盆洗和手足喉中氣出。針少陰少陽四穴有血則治無血不醫。先用本秘均末追風并合吹之。服桔梗湯。合二陳湯吹追風散於頰内出汗生瘡餘毒因追風吹上用刀針秘加均末時吹上内服三黃共桔梗採痰須用元明醋。膿成急速用千金。出膿瘡口多疼痛。生肌吹上即安寧。

此症與腫黑受病相同法治用追風散

汗生瘡

本藥　三黃湯
均末　桔梗湯
生肌散　千金內托散

吹之用刀去血吹秘服三黃湯與桔梗
湯腫仍不消仍用刀去血吹秘加均末
及本藥合吹之若內有痰用元明醋探
吐日久有膿千金內托散瘡口不完吹生肌散

六十九種陰瘡

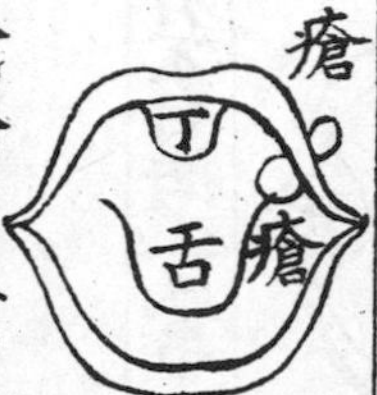

久潰穿頸外
內外生瘡

秘藥　金箍散　八寶膏　二陳湯
白膏藥　紫霞烟　回生散　三黃湯
學士湯　內托散　內補湯　還魂飲

陰瘡風温兩相因致患咽旁左右生滾
水不時洗手足內服還須用二陳秘吹
敷用金箍散膏封瘡口紫云薰三黃加
上回生散瀛洲四味及還魂

此症因受風温鬱結食煎炒炙煿而成
或左或右法治用滾水一大盆不時洗
浴手足以開脾胃服二陳湯外敷金箍散內吹秘藥入瘡口過一日將水洗
淨用八寶膏貼之十三四日換貼白膏藥如瘡口不完穿破喉頭用紫云烟
薰口內如烟出瘡口服三黃湯加回生散再服番白草黑丑五加皮白蘚皮
各用等分為細末入三黃回生散內仝煮服更宜服學士湯還魂飲有膿服
內托散男用女吮女用男吮去膿忌一切發物百日有餘塗云初起用學士

湯。去皂刺加大黃三錢後用回生散内補湯。

七十種鎖喉風

内托散 秘藥 牛黃清心丸 生肌散

白膏藥 當歸連翹散 因

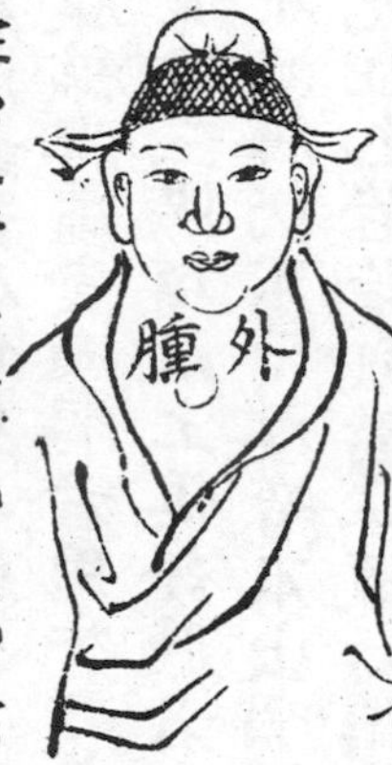

鎖喉癰起心經毒。小腸火氣及邪風。發於聽會初如瀝。咽喉氣塞閉難通。當歸連翹宜進服。膿成内托散收功。秘合生肌吹患處。還將膏蓋效神隆。

此症因心經熱氣小腸邪風。發於聽會之端。注於懸膺之側。初生如瀝。不能飲食。閉塞難通。紅腫發熱。必欲潰膿。軟而脹痛者。針之。初起内服當歸連翹散。外用蜒蚰射香氷片杵爛敷之。内閉者。服牛黃清心丸。日久者。服千金内托散。吹秘加生肌散。貼白膏藥。外腐内潰。湯水隨孔出者。亦能取效。如斯治法。曾醫數人矣。

七十一種

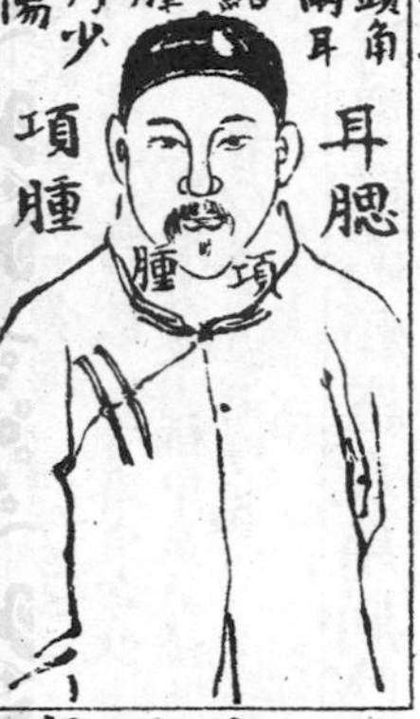

蝦蟆疫毒治門。染耳下發腫。閉喉嚨。發熱憎寒。敗毒散。口乾便閉大黃通。防風通聖加牛子。藿香普濟早宜逢。光亮腫高宜砭血。膿成脹痛用針攻。

蝦蟆毒

荊防敗毒散卅　五利大黃湯　知母石羔湯
小柴胡湯　防風通聖散　普濟消毒飲
霍香正氣湯　托裏消毒散仁　補中益氣湯卄
十全大補湯　香砂養胃六君子湯
全黿散卝

此症乃感四時不正之氣初起與風寒相似惟耳項發腫毒入喉閒痛腫吞吐不利沿門傳染是也起時寒熱交作體強頭痃脉浮緊數為邪在表用荊防敗毒散如兩目鼻面腫者乃正陽明受病發熱便閉口乾多熱少寒脉數有力者為邪在裏用五利大黃湯下之又或頭角兩耳前後結腫者乃手少陽經受病其患耳鳴筋痛寒熱嘔吐口苦咽乾煩燥特甚當用知母石羔湯小柴胡湯和合通用防風通聖散加牛子元參解毒攻裏勞役凶荒沿門傳染普濟消毒飲霍香正氣湯以安之表裏俱解腫仍不消宜砭去惡血腫熱甚者金黿散敷之自後仍不消必欲作膿宜托裏消毒散加白芷皂刺托之膿成脹痛針之已潰體倦食少用補中益氣湯膿穢脾虛食而嘔者用香砂養胃六君子湯潰不收斂用十全大補湯又有毒中三陽項以上俱發腫者光如水色雙目合縫飲食不入唇似猪形口角流涎腫仍不消聲音不出咽喉腫閉牙關不開破流臭水穢氣連綿不絕者死症也若荒飢時毒流行傳染者忌用攻發當以和解養正為主

七十二種喉腫

八正順氣湯 六

秘藥上

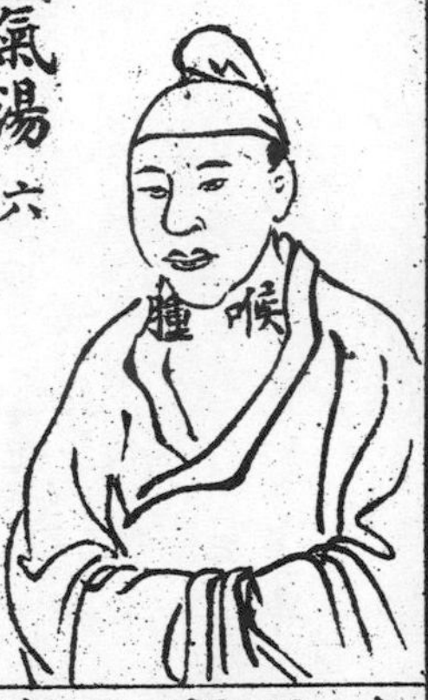

喉腫脾家積熱生。醉飽行房致患成。氣不通流結喉下。先探風痰秘藥吞。八正順氣宜煎服。患者指日喜隨身。

此症起自脾經。因食煎炒油膩等物。及飲酒過度而行房。以致毒氣不得流暢。聚結喉根。若不速治。毒閉即死。法治先去痰涎。後吹秘藥。服八正順氣湯。

經驗喉科紫珍集上卷終

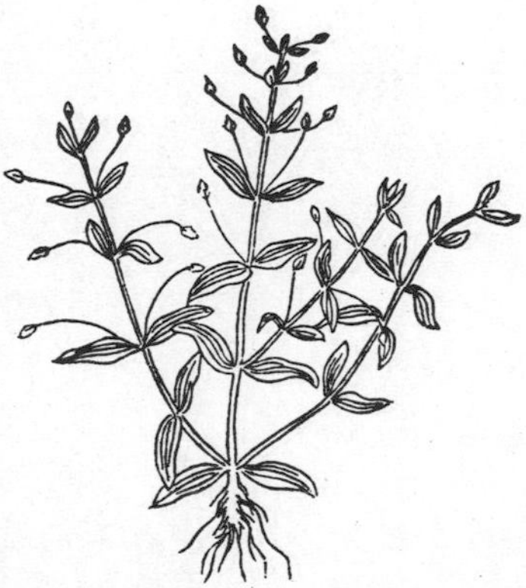

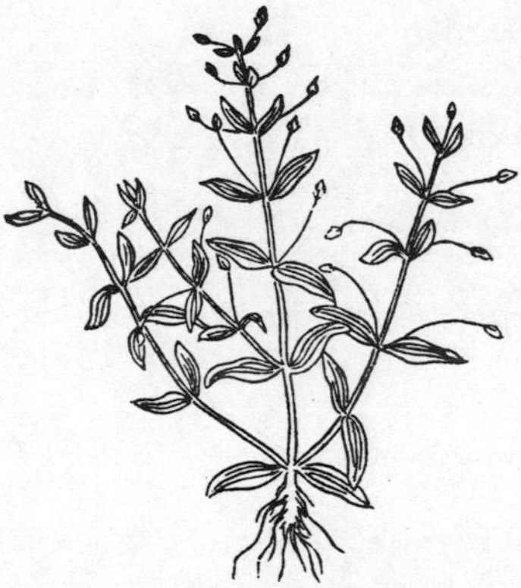

重錄增補經驗喉科紫珍集下卷

梅花點舌丹　硃砂一錢 明雄一錢 乳香一錢 沒藥一錢 苦葶藶五分 琥珀五分 龍胆草三分 梅片一錢 硼砂三分 苦參三分 治香三分 蟾酥一錢 西牛黃一分 血竭一分

右蟾酥用人乳浸化諸藥為丸如桐子大金箔為衣每用一丸壓舌底隨津化下。藥盡用熱酒隨量飲薄醉暖睡取汗亦可為搽藥諸毒俱皆可用但忌孕婦

點舌梅花丸　硃砂二錢 明雄二錢 白礵二錢 血竭二錢 乳香二錢 沒藥二錢 蟾酥一錢 梅片一錢 治香一錢 木香六分 熊膽六分 珍珠六分 西牛黃一錢 苦葶藶二錢 右治仝前

梅花蟾酥丸　梅片二錢 蟾酥三錢 硃砂三錢 猪牙皂一錢 明礬二錢 細辛三錢 大青魚膽三錢 白芷一錢 姜蚕二錢 右藥共為極細末加人乳擣丸如菉豆大每遇喉症用一丸與病人含待關開而氣順則愈

吹喉八寶丹 治喉一切表裏等症　大梅片五錢 月石二錢 辰砂一錢 人中白二錢煅 石膏二錢 兒茶二錢 蘇薄荷二錢 青黛一錢 用紅者加西牛黃五分 琥珀五分 減青黛 共研細末吹患處

二聖救苦丸 治傷寒瘟疫不問傳經過經俱皆可服並大頭瘟目赤咽腫　綿紋大黃四兩酒拌蒸晒乾 牙皂二兩 右為細末糊丸如菉豆大每服五六十丸冷菉豆湯送下以汗為度

内府仙方治腫項蝦蟇瘟毒 姜蚕二兩姜汁二錢蟬退一錢大黃四兩右為細末姜汁糊丸重一錢大人服一丸小兒服半丸蜜水調下

又方治大頭瘟症面腫項腫 福建青黛三錢火酒二兩雞子青一个右共打勻喫下不時腫消即愈。

又方治蝦蟇瘟毒兼理喉痺 姜蚕一兩大黃二兩右共為末姜汁糊丸彈子大每服一丸井水和蜜送下。

牛蒡芩連飲治積熱在上頭項腫起或面腫或從耳根下腫起俗名大頭瘟症並治喉癰 牛蒡芩連飲桔梗川連大黃防元參石膏荆芥羌活等。引姜片食後徐呑 右用牛蒡子一錢五分黃芩二錢五分酒炒連翹一錢五分桔梗一錢五分川黃連一錢五分酒炒大黃三分防風三分元參一錢五分石膏一錢五分荆芥三分羌活三分水煎引生姜一片食後徐徐緩服使藥性上升為妙切不可過急悞事

○五利大黃湯治時毒焮腫赤痛煩渴便秘者當服 五利大黃湯 黃芩升麻商 芒硝山梔等。水煎空心嚐 右用大黃一錢五分煨黃芩一錢五分升麻一錢五分芒硝一錢二分山梔一錢二分水煎空心服。

連翹消毒飲治時毒表裏二症俱能飲毒不消疼痛不退者當服 連翹消毒飲歸芎 牛蒡薄荷赤芍

從　花粉黃芩甘草桔。升麻枳殼食後攻　連翹一錢當歸　赤芍　粘子　薄荷　黃芩　花粉　甘草　枳殼　桔梗　升麻五分如便燥加酒炒大黃。

○普濟消毒飲治時毒蝦蟆瘟症初覺憎寒發熱肢體沉重次傳頭面作腫並咽喉不利舌乾口燥煩渴不寧　普濟消毒飲芩參。　陳皮川連胡桔梗。元參甘草翹粘子　馬勃姜蠶敗藍根　黃芩二錢　人參一錢　柴胡一錢　川連二錢　桔梗一錢　元參一錢五分　甘草八分　連翹五分　粘子五分　馬勃五分　敗藍根五分　姜蠶五分　如大便閉者加大黃二錢酒煨　以利為度　如腫熱甚者砭去惡血右藥用水二鍾煎至八分食後服

○雲林普濟消毒飲治大頭瘟憎寒壯熱傳及面腫目不能開煩熱喘氣舌乾口燥咽喉不利　雲林普濟草人參粘子芩連元葛陳　升薄蠶芎歸翹等　敗藍柴胡大黃蠶。　甘草五錢　粘子五錢　人參三錢　黃芩五錢酒炒　元參五錢　甘葛六錢　陳皮三錢　升麻五錢　薄荷八錢　黃連五錢酒炒　川芎五錢　當歸身八錢　連翹五錢　柴胡五錢　敗藍根五分　大黃三錢　姜蠶五錢　右為細末煉蜜丸重二錢每服一丸細嚼開水送下發如不及用藥末一錢二分照上服愈可再進一丸以汗為度不可透風如不自養而透風傷腫再服一二丸只去皮一層方愈。　愈後切忌一切酸冷魚雞羊牛頭肉房事

○防風通聖散治時毒惡寒發熱煩燥口乾表裏俱實者

防風通聖散蘇參。草芎芎梔黃朮梗。歸苓荊芥麻翹石。牛子芒硝滑石吞。防風一錢蘇荷一錢元參一錢白朮一錢桔梗一錢當歸一錢牛子一錢荊芥一錢麻黃一錢連翹一錢石膏一錢芒硝一錢五分滑石一錢大黃酒炒右藥用活水煎空心服

清涼救苦散敷頭腫痛

清涼救苦飲芙蓉。芨蘞車前桑葉雄。大黃白芷川連柏。赤小荳兮芒硝從。右用芙蓉葉　白芨　白蘞　車前　桑葉　雄黃　大黃　白芷　川連　黃柏　赤小荳　芒硝　各用等分共為細末蜜水調敷腫處頻潤

又方用側柏黃自然汁調蚯蚓糞敷之即愈

○小柴胡湯治少陽受病頭角兩耳前後結腫耳鳴筋痛寒熱嘔煩

用小柴胡湯。升麻甘草當。半夏元參等。桔梗水煎嚐。右用小柴胡　升麻　甘草　元參　半夏　桔梗　各用等分水煎服

○霍香正氣湯

霍香正氣湯　紫腹陳梗商。厚朴茯苓草。芷夏水煎嚐。右用霍香　紫蘇　陳皮　桔梗　厚朴　茯苓　大腹皮　甘草　半夏　白芷　各用等分水煎服。

蟾酥丸治一切疔瘡發背乳癰附骨臀腿等疽一切惡瘡歹瘡不痛或麻床或嘔吐病重者必多昏憒此丸服之不起發者必起發不痛者即痛痛甚者即止昏憒者即甦嘔吐即解未成者即消已成者即潰真有回生之功乃惡症中至寶丹也 蟾酥二錢酒化 輕粉五分 枯礬二錢 寒水石煅一錢 銅綠一錢 乳香一錢 没藥一錢 膽礬一錢 麝香一錢 雄黃二錢 蝸牛二十一個 硃砂三錢

以上各為細末秤准、於端午日午時在淨室中、先將蝸牛研爛、再同蟾酥和研稠粘、方入各藥共搗極勻。丸如菉豆大、每服三丸、或酒或葱湯下、蓋被取汗、修合時婦人雞犬切忌

○香砂養胃六君子湯

香砂養胃六君子、白朮茯苓甘草使。人參廣木等同煎。行氣溫中胃寒止。右用香砂仁二錢 白朮二錢 茯苓二錢 人參二錢 甘草一錢 廣木香二錢 水煎服、

十全大補湯治諸虛骨蒸勞傷一切等症

人參 黃耆 白朮 當歸 白芍 川芎 熟地 茯苓 肉桂各錢 甘草炙五分 水二鍾、姜三片、棗二枚、煎八分、食前服、

壹疎風甘桔湯治風痰久結於內啞不能言吐舌手拿弄舌等症

疎風甘桔用當歸、枳茯苓參連芥隨。梔草風元翹粉葛。川芎水汲皮煎煨。右用當歸尾 枳殼 茯苓 黃芩 人參 花粉 山梔 川黃

連　荊芥　甘草　連翹　防風　砂仁　陳皮　甘葛　川芎　各等分

水煎服

二順氣利咽湯治喉乾燥立刻疼痛沒痰涎多氣喘風熱積心毒入肺中喰食等症

順氣利咽湯。枳殼芩粉嚐。烏藥陳皮等。燈心葱引當。右用枳殼

花粉　黃芩　烏藥　陳皮　各等分引用葱一莖燈心一團水二鍾煎七

分溫服

三清陽散火湯治牙根盡處結腫連及耳項作痛

清陽散火用升麻。白芷黃芩風石膏。荊防歸粘白蒺草。水煎食後服

堪高。升麻　白芷　黃芩　石膏　防風　荊芥　當歸　粘子　連翹

白蒺以上各二錢　甘草五分用水煎食後服

四中和湯治骨槽風穿潰流膿臭穢疼不止

中和湯用參芪芍。白芷歸芎甘草根。桔梗藿香風肉桂。姜三棗二酒

一酌。右用人參　黃芪　白芍　白芷　當歸　川芎　甘草　厚朴

桔梗　藿香　防風　肉桂各用等分引姜三片元棗二枚煎八分臨服入酒一

盃食後飲下

五粘子解毒湯治酒藥喉痺等用

粘子解毒湯花粉。甘草連翹生地升。桔梗防芩連白术。青皮梔子共元參。右用粘子　花粉　甘草　連翹　生地、升麻　白术　防風　桔梗　黄芩　川連　青皮　梔子　元參各等分　水二鍾煎七分食後服

六八正順氣湯治咽喉卒然閉塞氣不宣通

八正順氣湯砂仁。陳皮桔梗草元參。當歸川芎、枳殼並。白芍人參粘子呑。右用砂仁　陳皮　桔梗　甘草　元參　枳殼　當歸　川芎　白芍　人參　粘子各等分　水煎不用引食後服

七參苓順氣湯治咽喉七情所傷鬱塞喉間痰涎稠實身發寒熱等症

參苓順氣紫蘇陳。蒼术白粘烏藥參。甘草茯苓元枳殼。山梔桔梗花粉呑。右用人參　茯苓　紫蘇　陳皮　蒼术　白术　粘子　烏藥　元參　甘草　枳、殼　黑山梔　花粉　各用等分水煎温服。

八山荳根湯治咽喉飲酒太過上焦火燥致生喉癬等症

山荳根湯用桔梗。連翹甘草又元參。麥冬射薄陳皮等。燈心為引煎七分。右用山荳根一錢　桔梗一錢　連翹一錢　甘草五分　元參一錢　薄荷五分　射乾一錢　陳皮

一錢去白　麥冬一錢　引用燈心三十寸

又治喉癬方　用桐子放大炙焦存性。研末吹之即愈。

九益氣疏風湯治喉內生瘤或單或雙形如圓眼及治喉脉等症　喉患脉瘤飲妙功。益氣疏風芩麥冬。歸翹芍地紫麻芎。粉胡梗蒺甘皮葛。右用升麻　甘草　當歸　川芎　生地　白芍　桔梗　花粉　甘葛　黄芩　麥冬　前胡　青皮　紫蘇　連翹　白蒺藜　防風各等分　水煎服

十四七湯治喉癧　四七湯中甘草粉。生地陳粘枳桔梗。梔子連翹芩紫蘇。元參姜二引煎吞。右用甘草　花粉　生地　陳皮　粘子　枳殼　桔梗　梔子　連翹　茯苓　紫蘇　元參各等分用姜二片水煎服

十一清氣利喉湯治咽氣子　清氣利咽梔桔梗。香附甘草夏蘇根。陳皮貝母兼花粉。茯苓姜片引煎吞。右用梔子　桔梗　香附　甘草　半夏　蘇梗　陳皮　貝母　花粉　茯苓　引用生姜一片等分煎服如遇火甚咽疼而紫色者加片芩。黄連。去半夏生姜。如遇火不甚紅。勞力即疼。加元參生地川芎。當歸知母。黄柏。去半夏生姜用燈心淡竹葉引。

十二清脾降火湯治七星瘡　清脾降火地歸芩。白术青皮風桔芩。丹皮梔

子黃連瀉。薄荷元參又麥冬。右用白茯苓　豬苓　當歸　生地　黃芩　白朮　青皮　防風　桔梗　丹皮　山梔子　黃連　澤瀉　薄荷　白芍　元參　麥冬　等分煎服

十三加味二陳湯（治痰飲流注舌下發腫作痛針刺者服之）二陳湯茯苓。陳皮甘草芩　川連薄荷等。引姜三片噙。右用茯苓八分　陳皮五分　黃芩八分　甘草八分　川連五分　薄荷五分　引用生姜三片　水二鍾煎食前服　如患胞舌加粘子。連翹　木通　花粉

十四清熱如聖散（治舌下腫大如核取破出流黃痰已痊又發者）清熱如聖飲。薄荷花粉荊。粘翹柴枳殼。梔草引燈心。右用蘇薄荷五錢　花粉八分　荊芥三錢　粘子八分　連翹一錢　山梔子六分　柴胡四分　甘草三分　只殼五錢　引用燈心十根水煎服忌食一切厚味

又方（治舌下腫結如核或生重舌木舌滿口生瘡此乃消火化痰之劑）用陳皮八分　半夏一錢五分　茯苓一錢　桔梗五分　當歸八分　甘草稍二分　川黃連一錢酒炒　生地一錢五分　竹茹一錢　引生姜三片　水煎食後服。

十五黃連解毒湯（治心經積熱舌瘡腫痛）黃連解毒粘子生。連翹歸芍丹皮梗。柴胡地骨銀花葛。元參枳殼水煎呑。右用川連　粘子　生地　柴胡　連翹　當歸　白芍　丹皮　桔梗　前胡　銀花　乾葛　地骨皮　元參　枳殼　各用等分水煎服。

十六止血四生湯 治牙縫出血不止及一切血等症 止血四生湯。生荷柏葉當。生地煎生艾。各用二錢嘗。右用生荷葉 生柏葉 生艾 生地等分入童便一盃水煎食後服、(卜)又方用百草霜擦之其血即止、

十七蠲毒流氣散 治傷寒熱毒入肝心脾喉中閉塞者宜服、蠲毒流氣飲防風。陳皮連粉香附芎。歸參芷草元參殼。柴桔梔粘燈引功。右用防風 陳皮 連翹 花粉 香附 川芎 當歸 人參 白芷 甘草 枳殼 元參 梔子 柴胡 桔梗 粘子各用等分燈心引、

十八順氣香炒飲 治喉腫脾家積熱或因醉飽行房致使氣不流通結腫於喉者宜服 八正順氣朴砂仁。陳皮半夏茯苓梗。青皮赤芍枳木香。粘子姜梔姜片參。右用元參 山梔 粘子 木香 枳殼 赤芍 青皮 桔梗 茯苓 半夏 陳皮 砂仁 厚朴 各用等分姜三片水煎服

十九當歸連翹飲 治鎖喉癰症 當歸連翹飲桔梗、生地花粉草元參。枳殼前胡粘子等。黄芩白芍燈心吞。右用當歸 連翹 生地 前胡 花粉 桔梗 甘草 元參 枳殼 粘子 黄芩 白芍 各用等分引用燈心一分水煎服

二十十全潤肺湯 治一切風熱喉痺 十全潤肺杏仁。射乾黃芩花粉。荊蔓薄荷貝母。甘草桔梗煎呑 右用杏仁 射乾 黃芩 花粉 荊芥 瓜蔞仁 貝母 甘草 蘇薄荷 桔梗 各用等分水煎服

廿三因蜜附子 治臟寒咽閉呑吐不利 三因蜜附子。一個去皮臍。切片蜜塗炙。每片口唅吃。右用大附子一個 去皮臍切作大片蜜塗炙黃每用一片唅於口內未盡再易

又方 治喉痺用牛夕草根洗淨搗汁入人乳少許灌服不能服者吹鼻內或射乾磨逆流水吐之

廿三麝香散 治喉內生瘤形如圓眼或單或雙及喉腫等症 用大氷片三分 射香三分 黃連末一錢 共研細末。日夜吹之。五六次愈。

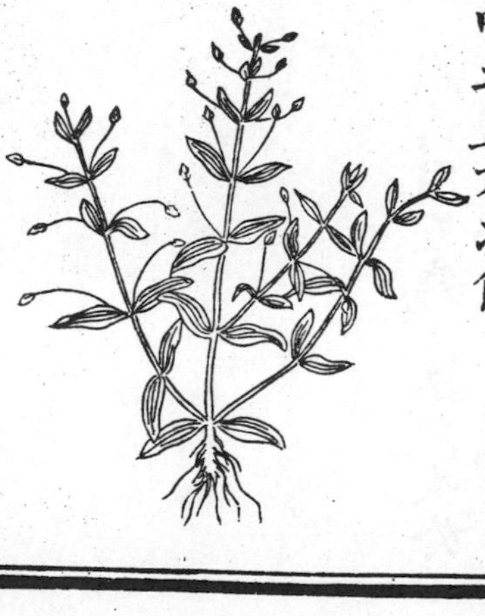

秘傳紫珍經驗良方

紫通關　珍探痰　神追風　秘吹藥　訣散腫
青敷藥　囊退火　濟解表　世攻裏　方散毒
回內托　生生肌　仁燻烙　德痰氣　溥虛火
福從治　壽噙漱　永口舌　安牙齒　康雜錄

○○○紫開噤通關

壹　通關散治一切喉風口噤不開痰涎不知人事　通關牙皂兩。　川芎用五錢。　為末吹於鼻。開竅口流涎。右用牙皂一兩瓦上焙存性川芎五錢共為細末吹於鼻內、或如喉口等症膿成脹痛而畏刀針候熟用此吹於鼻內其膿即自出矣　又方用上藥末加射香一分細辛三錢合用。

貳　烏雲散治喉風口噤牙關緊閉　烏雲散巴豆。　紙包捍去油。　捻条烟嗅鼻。　開關痰自流。　右用巴豆去殼以紙包豆仁用筆管捍去油於紙上以紙撚條點火吹滅用烟燻入鼻孔一霎時口鼻流涎牙關即開

○○○珍探吐風痰

叁　元明醋治喉痰壅塞　元明醋用元明粉。　米醋調之灌入喉。　或用鵝

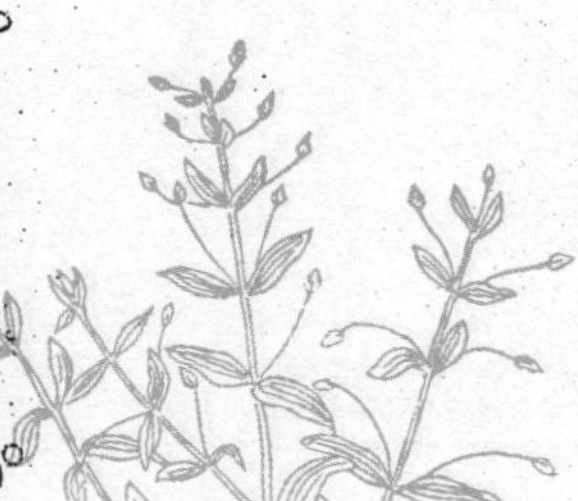

翎蘸探攪。傾刻風痰仍自流。右用元明和好醋、灌入喉中、鵝毛探攪痰出即愈

肆　金鎖匙治纏喉風咽閉痰涎壅塞口噤不開湯水難下　金鎖匙中用焰硝。硼砂氷片明雄妙。姜蚕炒去絲為末。祛痰開噤誠神效。右用焰硝一兩五錢硼砂五錢氷片二分半姜蚕炒去絲二錢　明雄二錢共為末吹患處、去痰涎即愈、如痰出腫不消、用刀去血又大成方内無雄黃、即名玉鑰匙、亦是通用

伍　烏龍散治咽喉腫痛痰壅塞涎盛喉風喉癰乳蛾等症並效惟纏喉風牙關緊閉者不可驟服恐痰出口噤未開壅塞出路久病虚火咽痛忌用　烏龍散牙皂。七莢去皮弦　碗水煎至半　和乳灌喉間　右用猪牙皂七条去皮弦為粗末水一碗煎五分入人乳三匙冷服下即時吐瀉神效神妙、如無人乳雞子清白蜜少許更佳更妙

陸　白玉散治急喉痺纏喉風牙關緊閉不省人事　白玉散中礬一兩。銚中漫火化消鎔。隨入巴豆三七粒。去巴吹和入喉嚨。右巴豆仁二十一粒白礬一兩先將白礬入銚漫火鎔化隨入巴豆仁於内候乾去巴豆用礬為末每用少許吹入喉中頑痰傾刻吐出而愈

柒　桐油餞治喉風喉閉症發先兩日氣急呼吸短促驀然咽喉腫痛卒然手足厥冷氣閉不通傾刻不治治者急急用此可救　桐油

四五匙。温湯半碗和。鵝翎探喉内。痰涎得出甦。右用温湯半碗加入桐油四五匙攪匀用鵝翎蘸油探入喉中連行四五次其痰湧出再探再吐以人甦聲高為度後服清熱利膈清嘔之藥

捌 二聖散治纏喉風急喉痺牙關緊急痰涎湧甚 二聖胆礬一兩匀。二兩姜蚕炒黑絲。共為細末收瓶内。喉痺風痰用此吹。右用胆礬一兩 姜蚕炒去絲二兩 共為細末吹喉取痰

玖 雄黃解毒丸治纏喉風急喉痺牙關緊急痰涎壅盛乳蛾腫痛湯藥不下兼治中風卒倒不省人事上焦壅塞牙關緊急一切熱毒 解毒雄黃一兩匀。鬱金為末用十分。巴豆去油二七粒。醋丸豆大共茶吞。右用雄黃一兩 鬱金一錢 巴豆十四粒去油殼 共為細末醋丸菉豆大每服七丸熱茶湯下吐出頑痰立甦神效如未吐再服若牙關緊急不開以物斡開灌之如人死心頭尚熱研末灌之起死回生

拾 取痰神效方 取痰車前草。荷葉連根找 搗汁加醋漱噙。吐出痰涎病好。又方 山豆根為末 吹喉好吐痰。或煎湯啜口 涎出甚為良。又方 土中牛膝草。取根臼内搗 加醋灌喉中 痰流病即好。又方 田中荔枝草。連根一處搗。煎汁漱喉嚨。取效如神掃。

十一 神品散治喉風乳蛾等症 神品散黃連。白礬皂角灰 等分為細末
滴瀝吐痰涎。兼治一切喉閉 右用白礬五錢牙皂五錢黃連新瓦上炙乾五錢 共為細末。吹於喉內。有
痰任流 按此方乃孫押班治都知潘元從病發喉閉孫押即以此末五分
吹入喉中少頃吐出膿血升許。立愈潘元從詣孫曰大急之症非明公不能
救救人之急非藥方不能療贈金百兩求其方辭贈而授以此方。

十二 秘授奪命丹治急喉風痰涎壅塞 秘授奪命丹。 枯礬硼皂蠶。 為末
吹喉內。 痰出立時安。 右用枯礬 硼砂 皂角末 直姜蠶炒去絲 各用
等分。共為細末。每用少許吹入喉內。有痰隨即吐出

十三 稀涎散治症同前 稀涎四兩皂。 敲揀去皮弦。 白礬一兩末 三字
服通元。 牙皂四兩去皮弦 白礬一兩 共為細末每服五分。吐痰即愈

化痰丹 用枯礬 南星 半夏以上各用等分 共為細末入雄豬胆內陰乾晒脆為
末能逐痰開關最妙

酸膽膏 用酸梅漿草和根洗淨搗汁煎膏。入膽礬少許用鵝翎塗於舌根上
吐出痰涎即愈或遇牙疼。塗於牙齦上即愈

又附治急喉風方 於端午日取土牛膝陰乾以杉木火燒存性為末每用一

兩加蜂房灰一分銀砆一分牙皂三分枯礬三分共為細末又加白姜蚕三分為末吹之吹時令人緊托病者之頭蓋吹上此藥眼即上視如危急之狀切勿驚惶少刻吐出膿血并痰涎數升。即能言語若毒皮皺再吹一次吐清水淨即能飲食

又附治喉風化痰至驗良方　用馬蘭頭搗爛絞汁半碗許。和無灰酒對勻、灌入痰化而痊。

又附治喉風危急之症方　用燕入小瓶中火煆存性加氷片少許臨危吹之喉中即愈。

〇〇〇神追風吹藥

十四　追風散治喉風緊急牙關不開舌硬難轉者用此吹之　追風散內用淮烏。牛膝川烏射共途。草烏等分為細末　卻取風痰第一子。除去淮烏共牛膝。仍蓋良姜又細辛。右淮烏　川烏　牛膝　麝香　草烏　良姜　細辛共為細末吹患處數次即愈、

十五　本藥治喉一切症等疼痛者用此先吹　本藥之中四烏登。龍牙血黛共硼珍。乳香沒藥香茶片。銀花生炙各同分。右用川烏一錢草烏焙一錢淮烏焙一錢烏頭

一錢焙龍骨一錢煆象牙一錢焙青黛一錢血竭五分梅片五分銀花生五分炙五分硼砂一錢珍珠五分乳香五分沒藥五分青魚膽五分射香三分兒茶一錢共為細末。小罐蜜收。凡遇喉中諸症。用此先吹。下刀後用秘藥吹之。

廿六　麻藥治一切表症與裏症針割畏疼痛者用此先吹後用刀針割烙則不知痛矣　麻藥用川烏。白芷椒草烏。半夏南星蝎。細辛鹽淮烏。右用淮烏　白芷　川椒　草烏　半夏　膽南星　全蝎　細辛　炒鹽　共為細末。用此先吹患處。令喉內諸症肉麻。不知疼痛。而下刀烙。

○○○秘諸症吹藥

廿七　秘藥治咽喉七十二症用此吹之神效不可輕視　秘定芩連芎柏芪。生地荊防蒼槿皮。三奈車前羗獨活。苦元星夏射粘梔。甘草豆根蚕赤芍。草烏三七朴加皮。木通升葛麻黃杏。細辛草烏翹芷歸。烏頭地骨檳花粉。角刺銀花牛膝隨。麥冬桑白將軍薄。同將清水浸和之。日晒夜露雨收蓋。四十九日是完期。濾渣用水煎調和。再加細藥和丸宜。雄黃乳没元明粉。黛竭枯礬甘石奇。蠏煎銅青熊胆共。礞石螵蛸桑樹枝。兒茶輕粉飛丹竝。膽礬龍骨研無滓。同為細末加膏內。糊丸指大晒乾歸。

收罐二月方成用。再加冰片末吹之。喉風諸症吹神效。口舌牙疳妙出奇。右黄連焙黄柏焙黄芩　梔子　防風　蘇薄荷　荆芥　元參　連翹　細辛　白芷　川芎　羗活　獨活　三捺　檳榔　厚朴　苦參　甘草　木通　地骨皮　黄芪　蒼术　殭蚕　赤芍　麻黄　蘇半夏　川烏　草烏　射乾　乾葛　皂刺　烏頭　大黄　桔梗　淮牛夕　廣三七　升麻　車前　杏仁　花粉　川槿皮　桑白皮　金銀花　膽南星　麥門冬　生地黄　當歸尾　五加皮　鼠粘子　山豆根　右藥各用一兩俱揀上好真實潔淨咀片。有泥垢者。洗淨入內。用好新缸一隻。將上各藥一齊入內。加清水量意多少浸之。日晒夜露四十九日取起。濾去藥渣。用銅鍋煎之。將藥水逐旋添入。用文武火熬。不住手以棒攪之。煎稠如糊。再入後藥。後用　明雄五分　青蒙石童便煅七次一錢　乳香去油一錢　沒藥炙去油一錢　龍骨煅一錢　兒茶一錢　輕粉三分　枯礬一錢　硼砂七分　石燕醋煅七次五分　海螵蛸紙包煨五分　琥丹水飛三分　盧甘石童便煨七次五分　桑枝灰三錢　元明粉五分　血蝎五分　青黛五分　共為細末入煎膏內和勻做成小餅如指面大。晒露七曉夜。安地下以瓦盆蓋之。一日翻一次。如是七日方起再置透風處陰乾收藏罐內。百日方可取用。用時研極細末。每藥一錢加入氷腦二分麝香一分珍珠二分西牛黃一分硼砂二分半珊瑚四分輕粉一分共為細末和勻入前等藥蜜收罐內每用銅吹管入罐取藥少許吹於患處凡一切喉中表裏虛實等症皆可獲功。　加補　石蠏醋煅七次五分銅青三分熊胆五分胆礬三分

十八　元霜散治一切喉風喉痺喉閉口舌諸症如無秘藥即可以代之功效合符　代秘元霜散　蚕硼火朴硝　連蘇青黛礬。各以五錢詳　臘一雄猪膽　將來七個和　調均罐膽內　線紮圍紙封　懸藏地坑裏　等待立春初　取出陰乾用　加些氷片和。　共末吹喉內　立刻起沉痾　右用蘇荷五錢姜蚕五錢青黛五錢火硝五錢朴硝五錢黃連五錢白礬五錢硼砂五錢共為細末於臘月初一日收猪雄膽七八個倒出膽汁用小鐘將膽汁小半和上藥末拌勻復罐入膽殼內以線紮緊胆頭外用圓缸紙包裹將鍬掘地坑深濶一尺上用竹枝將膽藥吊以懸空上用板鋪原土封密如式俟立春日取出掛風處陰乾將紙膽皮去盡研極細末每藥一兩加氷片三分吹喉神效歌曰此方端正通神聖萬兩黃金方莫傳

十九　蓬萊雪治咽喉七十二症神效良方　蓬萊雪用黛連芩。　胆硝中白製梅青。　梔子內金熊胆卯。　茶硼黃片共礬珍。　右用黃芩生三錢黃連生三錢梔子炒黑三錢青

黛五分製青梅煅存性五分雞內金一錢人中白五錢明雄一錢製胆硝三錢枯礬二錢硼砂三錢共為細末入牛黃三分銅青五分熊胆五分兒茶八分麝香三分梅片一分共為細末每遇喉症吹少許於患上日夜十餘次徐徐流出痰涎即愈如遇腐爛臭穢用猪牙草、扁柏葉和搗去渣漱淨吹藥尤妙、

附製青梅法　用大青梅一個去核入白礬五錢食鹽五錢拌勻再以蜒蚰不拘多少疊疊間之一日夜取梅晒乾以汁盡為度晒乾煅存性。

附製膽硝法　用冬月黑牛胆一個入朴硝在內掛風處陰乾過一百二十日取而用之

二十　青霜散治咽喉諸症並舌一切腫痛等症　青霜散裏雞內金。膽白礬兼山豆根朴硝辰砂同片腦　咽疼立刻見消輕。　右用雞內金炙一錢胆礬一錢白礬一錢山豆根一錢朴硝一錢辰砂一錢片腦三分共為細末吹之妙不可言、

廿一　冰片散治咽喉口舌等症功效不能盡述　冰片散內柏連硼。粉草雄礬雞內銅　角霜中白青黛鈔。元明共末神效功　右用硼砂五錢黃柏蜜炙二錢黃連二錢粉草末二錢明雄一錢枯礬二錢雞內金煅存性五錢銅青煅存性五錢鹿角霜一兩人中白煅三錢青黛一錢鈔二張煅灰元明粉二錢冰片二分另後入內用共為細末吹喉神效。

廿二　冰硼散治咽喉口舌齒唇新久痰火痛腫及一切久漱咽啞作疼痛　冰硼散用元明粉。硼砂各用

五錢等。硃砂只用秤六分。五分片腦何須審。右用元明粉五錢硼砂五錢硃砂六分片腦五分共為細末每遇痰症、吹四五次取效如神

附治乳蛾喉癰方　用黑牛胆一個胆礬三錢硼砂一錢山豆根一錢共為細末入牛胆內陰乾再研極細末吹入喉中

附製纏喉風喉蛾蚕吐不利等症　用大黃五錢炒白姜蚕五錢炒生甘草五錢五倍子五分炙黃賦粉五分共為極細末用乳汁調藥服雞毛醮探深入喉中

廿三　附錄朱念三官秘藥神效經驗良方治咽喉七十二症一切表裏虛寔　用青皮　知母　陳皮　白鮮皮　白茯苓　蒺藜　川槿皮　白朮　甘菊　地骨皮　皂角刺　厚朴　麥門冬　麻黃　乾葛　三奈　右用等分浸水內春浸五日夏浸三日秋浸七日冬浸十日去渣煎乾入後細藥兒茶一錢五分血竭二錢五分螵蛸五錢煨沒藥二錢炙白官硼一兩石礦五分石燕一錢六分元明粉三錢五分金精石醋煆七次二錢五分銀精石醋煆七次二錢五分青蒙石一錢五分桑皮灰三錢硃砂三錢磁石醋煆一兩龍骨一兩煆輕粉三錢銅青五錢熊胆炙五錢五分雄黃五錢五分石膏五錢胆礬一兩飛丹五錢製甘石六錢五分乳香炙一錢五分共為細末入前膏內攪匀候乾收罐應用。

附製走馬牙疳方　用大棗一枚去核、以明礬於棗內裝滿黃泥固封火煆存

性研末一錢紅褐子灰三錢黃連末五錢黃蛋殼灰二錢共研為細末吹之即愈

又方　用黃柏五錢燒存性　砂仁殼三錢燒存性　紅褐子灰五錢梅氷二分研為細末吹之即愈

紅吹藥方　用硃砂三錢　軟石膏五錢　硬石膏三錢　氷片三分為細末吹之

藍吹藥方　用青黛一錢　硬石膏三錢　軟石膏三錢　梅片三分共為細末吹之

黃吹藥方　用明雄三錢　軟石膏五錢　硬石膏五錢　泥片三分共為細末吹之

牛黃丸方　用天門冬搗碎入黃八寶丹用

噙化丸方　用麥門冬搗碎入紅八寶丹用

○○○訣散腫吹藥

廿四　均藥治咽喉諸症下刀之後不消不潰堅硬者用此吹之　均藥蘇荷雞內金　升麻梔子黃連並　各用等分為細末　消堅硬散腫吹行　翔老大黃蒲礬粉　雄黃小豆可兼尋　右用梔子七錢炒　薄荷葉一兩　黃連一兩　升麻三錢　成幸加雞內金二錢炙黃　如翔老加大黃　蒲黃　白礬　元明粉　雄黃　或可用加赤小豆一兩共為細末吹之患處

○○○青敷腫末藥

廿五　金箍散敷吹一切堅硬紅腫　金箍散用川大黃　芙蓉文蛤及蜂房

羗活皮硝為細末　蜜調敷腫最相當。　右用川大黃一兩用草包入糞坑內浸二日取出晒乾入藥　文蛤二錢炒　蜂房三錢蜜炙　芙蓉葉一兩陰乾　白芨五錢　羗活五錢　皮硝五分　一方內有黃柏五錢不用羗活用事者隨機權變可也。　上用共為細末調蜜以敷腫處週圍中留一孔以便出毒

廿六　八寶膏數一切喉症潰爛不生肌收口者用此即可生肌長肉　八寶膏中丹粉　血餘末後銅青。

麻菜桐油黃臘生肌收口如神　右用黃丹　官粉　血餘用滾水泡洗一兩　末後以新瓦上晒露七日夜不可經雨為末一兩　銅青三錢一云是一兩　黃臘一兩有云白臘　桐油四兩　菜油四兩　麻油四兩下鍋同丹粉血餘煎化方下末臘攪勻滴水成珠取起再下銅青末和勻出火氣用之又方內有輕粉三錢。

廿七　臘定粉。　白玉膏治一切口喉諸症潰爛者用之收口　白膏藥用乳香　血竭沒藥兒茶　輕粉白臘定粉　熬油四兩去渣。　右用乳香　血竭　沒藥　兒茶　輕粉　白臘定粉　右藥各用五錢研極細末先將猪油熬去渣取淨油四兩和勻藥末搗千餘下入人乳再搗和攤貼。

○○○囊抑火飲湯

廿八　三黃湯治咽喉諸症疼痛發熱者用此抑火　三黃薄荷芎草。　赤芍梔柏連芩。　引用燈

心竹葉。喉症抑火如神。右用川連　梔子　黃柏　黃芩　川芎　赤芍藥　薄荷　甘草　各用等分、燈心淡竹葉引水煎食後涼服、

廿九　三黃涼膈散治症同前　涼膈散用三黃湯。加上青陳花粉嚐。金銀歸射及元參。合之喉症一神方。右用上川連　梔子　黃柏　黃芩　川芎　赤芍　甘草　蘇荷　青皮　陳皮　金銀花　花粉　當歸　射干　元參各用等分煎服燈心一分淡竹葉二十四片為引。

三十　塗方涼膈散治咽喉腫痛湯水難下痰涎壅甚　涼膈歸芎赤芍風　荊芥元參梔子同。黃連石膏天花粉　連翹桔梗薄荷從　右用當歸　川芎　赤芍　花粉　防風　荊芥　元參　梔子　黃連　石膏　桔梗　連翹　蘇荷各用等分如遇風甚加銀花粘子如遇痰甚。加貝母蔞仁

桔梗湯　桔梗五分防已五分瓜蔞五分。貝母五分當歸五分枳殼五分苡仁五分桑皮五分黃耆七分百合三分甘草三分姜引煎咽乾便秘加大黃、

三一　通神連翹散治一切喉腫吞吐不利　連翹散內芷翹梔　枳殼黃芩歸地施　甘草薄荷同桔梗　豆根磨服莫藏私　右用當歸　生地　桔梗　甘草　薄荷　白芷　用水二鐘燈心一團細茶一撮水磨山豆根服愈

附喉症加減法　如咽喉乾燥者加人參麥冬花粉去白芷　如發熱加柴胡

如咽喉腫痛者加粘子元參去白芷　如痰火甚加射干瓜蔞竹瀝去白芷　如喉痛生瘡加粘子元參去白芷　如熱極大便實者加大黃去桔梗　如虛火泛上咽喉生瘡音聲不清加黃柏知母元參去白芷

○○○濟解表飲湯

三二　荊防敗毒散治感冒非時傷寒頭疼咽痛發熱惡寒渾身拘急腰背疼痛頭目眩暈天行時疫蝦蟆瘟毒喉風一切表症　荊防敗毒散茯苓　甘草羌活獨活參　枳桔柴前為一劑　喉科解表若通神

右用荊芥一錢五分防風一錢茯苓八分甘草五分羌活一錢五分川芎一錢獨活一錢人參一錢枳殼八分桔梗一錢柴胡一錢二分前胡一錢引用薄荷葉十片水煎八分食前服出汗

附甘桔湯　桔梗　甘草　花粉　連翹　山梔　黃芩　大生地　粘子右各等分水煎溫服取汗

三三　清咽利膈湯治咽喉積熱腫痛痰涎壅盛及乳蛾喉痺喉癰木舌胸膈不利大便閉結小便不通煩燥等症　清咽利膈用芩連　梔子荊防翹鼠粘　硝黃甘草銀花共　薄荷元桔水同煎　右用

○○○世攻利飲湯

連翹一錢梔子一錢黃芩一錢薄荷一錢防風一錢甘草　粘子　銀花上等分　荊芥一錢

桔梗一錢元參一錢黃連一錢朴硝二錢大黃二錢用水二鍾煎一鍾食遠服利一二劑即愈

三四　利咽涼膈散治咽喉腫痛痰涎壅盛　涼膈荊防貝母粘石膏花粉桔連黃。薄荷梔子元參共。大黃加上利如仙。　右用梔子　元參　石膏　薄荷　黃連　花粉　粘子　貝母　大黃以上各用等分水煎食遠服利數次即愈

三五　金銀丸治三焦積熱咽喉腫痛閉塞心胸煩悶小便赤大便閉結　金銀丸用柏連芩　大黃為末等分煎　自利去黃加梔子。為丸瀉火如遇仙。　右用黃柏　川連　黃芩　大黃各等分　為末滴水丸如赤小豆大每服二三十丸新汲水送下如自利者內減去大黃加入梔子

○○○方敗毒飲湯

三六　瀛洲學士湯治喉癰喉蛾諸症紅腫不消疼痛難忍及治梅乳諸核死蛾等症一切痄腮頦癰瘡毒陰瘡痈瘡凡未成膿者用之　瀛洲學士赤芍風。乳沒川山芷木通　梔連升薄歸皂刺。花粉甘陳貝母芎　右用　川赤芍藥　防風　川山甲　黑山梔　沒藥　乳香　川黃連　升麻　貝母　蘇薄荷　木通　白芷　皂角刺　甘草　天花粉　當歸　川芎　陳皮各用等分　燈心淡竹葉為引水二鍾煎服七分　按諸瘡癰腫梅核死蛾等症初劑必加大黃老人壯少者四五錢空心服之利五六次有痰痰則從下

行有熱熱則清退有毒即潰、任其自止、後劑加桔梗粘子、去木通川山甲、
冷書學士湯　冷書學士用防風。荊芥銀花花粉冬。陳皮甘草知貝母。
黃柏元參赤芍芎。連翹梔子兼桔梗。粘子當歸神妙功。右防風　荊
芥　金銀花　天花粉　麥門冬　甘草　知母　川貝母　赤芍藥　山
梔子　元參　川芎、桔梗　粘子　連翹　當歸　黃柏　等分水煎服、
杜碩菴學士湯　碩菴學士用黃芩。黃柏黃連瓜蔞仁。梔子薄荷連翹粉。
防風荊芥芍金銀。當歸甘草川芎桔。粘子元參竹葉吞。右黃芩　黃
柏　黃連　瓜蔞仁　梔子　蘇薄荷　連翹　花粉　防風　荊芥　當
歸　甘草　川芎　桔梗　赤芍　粘子　元參　金銀花各用等分　淡竹葉引
水煎服
三七　仙露還魂飲治一切陰瘡後服之劑　仙露還魂飲茯苓。黃芪連草赤芍芩。歸
姜芎防陳雙朮。銀白人參水煮頻。右用白茯苓　黃芪　川黃連　赤
芍藥　甘草　當歸　川芎　防風　陳廣皮　金銀花　瓜蔞　蒼朮
白朮　黃柏　人參　各等分水煎服
三八　回生散治一切口鼻喉痔　回生散用蘚加皮。白丑山豆梔銀花。土

茯粉翹同皂子。燈心甘桔薄荷誇。右用生白丑一兩熟白丑一兩桔梗五錢五加皮二兩甘草五錢熟白蘚皮二兩生白蘚皮二兩連翹二兩花粉一兩銀花一兩蘇薄荷二兩皂角子一兩炒山梔一兩山豆根土茯苓四兩燈心為引。右藥或酒煮、或煎服、

一方內有元參

三九 勒轠散治症同前兼治左右陰瘡 勒轠散二丑土茯苓猪油、白蘚五加皮肉汁調來湊。右用生白丑熟白丑生黑丑熟黑丑五加皮白蘚皮土茯苓四兩以上各等分猪油四兩右藥共為細末土茯苓猪油共入罐。用水煨爛取汁調前藥末服之三五日見效。凡人少壯者多服尤可、凡老弱者一二服則止。不宜多服。服五日用內補湯每服一二劑再補之

四十 內補湯治瘡服勒轠散服五日之後服此一劑亦有不服前藥單服此者 內補湯用柏連歸。赤芍銀翹苓粉隨。芎薄防陳茯梔蔞元參青桔黃芪煨右用黃柏黃連當歸赤芍銀花連翹黃芩花粉蘇薄荷川芎防風陳皮茯苓梔子瓜蔞元參青皮桔梗黃芪各用等分一方內有款冬花梔子。又冷氏方內有荊芥甘草。無青皮黃芪

四一 元參解毒湯治一切咽喉腫痛已經吐下飲食不利及餘腫不消 元參解毒湯。芩桔葛根藏山

梔生地草。荊竹葉燈嚐。右用元參 山梔 甘草 黃芩 桔梗 葛
根 荊芥 生地各用等分水煎淡竹葉燈心引煎八分食後遠服
○○○回 托裏飲湯
四二 千金內托散（治喉蛾乳蛾喉癰舌癰一切等症已經五日必欲膿成不可再進退火之藥宜用此托之） 千金內托粘
人參。翹草川芎與青陳。赤芍瓜蔞天花粉。銀花厚朴防風登。右用
人參 當歸 桔梗 連翹 甘草 川芎 青皮 陳皮 赤芍 瓜蔞
天花粉 金銀花 厚朴 防風（各用等分） 燈心引煎八分徐嚥。一方內有白
芷無厚朴泗評方云無青皮赤芍有白（芷朮）黃芪荊芥。
四三 托裡消毒散（大成）（治喉諸症已成不得內消兼及已潰未潰已成未成者並宜服之可以去舊生新） 托裡消毒散人
參。芎芍歸芪朮茯苓。角針白芷銀花等。桔梗甘草效如神。右用人
參（貧苦沙參可代） 川芎（一錢） 白芍（大成方無此） 一錢 當歸（一錢） 黃芪（一錢） 白朮（一錢） 茯苓（一錢） 角針
（五分） 白芷（五分） 銀花（一錢） 桔梗（五分） 甘草（五分） 右各用水二鐘煎七分食遠服、如人瘦弱
去白芷加人參
四四 處士勝金湯（治癟疽瘊塊堅硬難消以至附骨） 勝金處士掃癟疽。蝎甲姜針乳沒醫。
芎獨貝芪同赤芍。芨節粉尾茅朮期。右用全蝎 川山甲 姜蚕 角

針　乳香　沒藥　川芎　獨活　大貝　赤芍　白芨　花粉　蒼朮
甘草節　當歸尾各用等分煎服如患症危弱者、加人參一錢肉桂一錢五分用陳酒生姜引

○○○生　生肌吹飲

四五　生肌散　生肌散內硃龍骨　芷象螵蛸礬赤石　沒蛤粉兼血乳香
冰射臨時吹用入。　用硃砂一分龍骨一錢白芷一分象皮一分炙螵蛸一錢枯礬五厘赤石脂一錢沒藥五分炙文蛤半分炙輕粉一分血竭一分乳香五分炙共為細末臨用時加入冰片射香少許吹之。

四六　十珍湯治喉諸症於膿出之後氣血俱虛不能收口或飲食不思虛熱惡寒此乃為氣血俱虛之聖藥也　十珍湯內用八珍。加入黃芪與桔梗。肌肉不生調氣血。生肌收口效如神。　右用川芎
當歸　白芍　熟地　人參　茯苓　甘草　白朮　黃芪　桔梗各等分用引用棗二枚煎服

四七　八珍湯　八珍湯川芎。白芍歸地從。茯苓炙甘草　參朮有神功。
右用川芎　白芍　生地　茯苓　炙甘草五分人參　白朮　當歸以上各用一錢
引用生姜三片。元棗二枚等均煎服。

○○○仁燻烙等藥

四八 紫雲霞治一切口鼻喉疳等症紫雲霞內水銀鉛。百草硃砂雄麝香。加艾捲條分作七。引烟燻鼻甚為良。右用水銀一兩鉛一錢溶化入水銀在內和勻硃砂一錢麝香一分雄黃五分百草霜二錢共為細末每條用藥五分艾捲食後燒烟如患鼻疳燻口喉疳燻鼻以七條為度若內不生滿九條為妙又有他方內有輕粉一錢自然銅一錢醋煅七次入藥研碎無百草霜

○○○德順氣化痰

四九 二陳湯治喉諸症痰涎壅甚探吐之後服之清氣化痰兼治梅核甸氣 二陳半夏苓連草。知茯連翹白附皮。枳殼石膏芎芷朮歸芪梔子與青皮 若是風痰加貝母 南星牙皂瓜蔞奇。須知人參當下用。不與寒痰論一理 果是寒痰加附子。細辛蒼朮卻無疑。山查子拌烏頭用 休共風痰一樣醫。右用茯苓 甘草 半夏 陳皮 青皮 黃芪 川連 梔子 黃柏 黃芩 石膏 知母 白附子 連翹 川芎 枳殼 白芷 白朮 當歸 元參 如遇寒痰加香附子 細辛 蒼朮 山查肉 烏頭如遇風痰加大貝母 南星 牙皂 瓜蔞 人參

冷氏二陳湯治症同前冷氏二陳湯枳殼。陳皮香附茯苓知。川連黃柏當歸粉。白朮青皮瓜蔞知。赤芍石膏芎桔梗。梹榔又與黑山梔　右用

陳皮　青皮　枳殼　香附子　白茯苓　川黃連　知母　黃柏　當歸

天花粉　白朮　赤芍藥　瓜蔞仁　石膏　川芎　桔梗　梹榔　黑山梔各用等分煎服他方有用黃芩甘草厚朴　如遇痰白而稀者為寒痰加蒼朮如痰黃而稠者。是風痰加半夏貝母　凡藥有用半夏者。不用竹葉引。只用姜一片若無半夏南星者。用竹葉。不用生姜又如梅核氣症服此須要三五十劑或為丸服亦可。

竇氏二陳湯治症同前竇氏二陳湯半夏。茯苓甘草根元參。連翹粘子歸花粉。生地川連赤芍升。白朮黃芩山梔子。青皮姜引片蘇根。右用

陳皮　青皮　半夏　茯苓　甘草　元參　升麻　桔梗　花粉　粘子

連翹　當歸　生地　赤芍　黃連　白朮　黃芩　山梔　蘇根　各用等分引姜一片煎服

倪氏二陳湯治一切風痰甚者用此化之其治理同前倪氏二陳湯白茯。陳皮甘草杏仁神。殼芽桔梗兼烏藥。川貝白芷又蘇根。姜汁烏引三匙噙。沉香磨汁半錢

呑 右用陳皮 白茯苓 甘草 杏仁 神曲 穀芽 烏藥 白芷 川大貝 桔梗 蘇根 若如肺脉洪數加黃芩 桑白皮 風痰加南星 姜蚕 痰在膜外加竹瀝姜汁 寒痰加細辛 麻黃 紫蘇 痰結倍加瓜蔞仁 胃痰加石膏 山梔 熱痰加黃連 黃芩 血痰加黃芩 知母 赤芍 連翹 胸中鬱結加香附 厚朴 倍桔梗 枳殼 烏藥 胸中老痰加貝母 海粉 氣虛加人參 白朮

五十 加減二陳湯 如口渴減陳皮半夏 噯氣加茯苓甘草川芎 胃氣盛加石膏 寬胸加枳殼 虛火咽疼加元參 心火盛加黃連 下氣加檳榔 益陰加知母 解鬱痰加貝母 作渴加花粉 解鬱順氣加香附 下氣加蘇根 寬中化痰加瓜蔞 紫核者少加生地 伐肝氣瀉脾火加白芍 解熱痰加厚朴黃芩 解鬱寬中去溼痰加蒼朮 怒氣加青皮 炙後加黃芩木通桔梗 用引燈心有半夏用姜一片

五一 蘇子降氣湯 (治虛陰上攻氣不升降致結喉患咽嗌痰涎壅盛) 蘇子降氣五一錢。陳皮厚朴半夏前。官桂一錢甘草五。姜片長流水共煎。 右用蘇子一錢五分 陳皮一錢 厚朴一錢 半夏一錢 前胡一錢 官桂一錢 甘草五分 引用生姜一片長流水煎

五二　閻閻霜（治咽喉諸症痰涎壅盛已行探吐之後用此服之亦治梅核氣化痰甚速）閻閻霜礞石。硼砂白石膏萬年甘共為末。鐵銹磨灌消。　右用青礞石（煅）石膏（煅）硼砂（煅）萬年甘（煅）各用等分共為細末、或加清沉香亦可、每用一匙鐵銹磨水灌下、存渣再磨再灌、其痰即化

五三　加味四七氣湯（治七情之氣結成痰氣形如梅核或如破布棉絮在咽喉之間咽不下咯不出或中脘痞滿氣不舒暢痰涎壅盛上氣喘急或因痰飲惡心此藥劑最妙功效不能盡述）加味四七茯蘇根　檳榔神曲夏青陳　益智南星白荳蔻。枳實厚朴杏砂仁。　用白茯苓（一錢）蘇根　檳榔（五分）神麴（一錢）半夏（一錢）青皮（一錢）益智（五分）南星（一錢）白荳蔻（五分）枳實（一錢）厚朴（一錢）杏仁（一錢）砂仁（一錢）右用生姜五片為引、

五四　枳桔二陳湯（治症同前）枳桔二陳半夏。陳皮甘草黃芪　荳蔻山梔蘇子。茯苓十味如神。　右用陳皮　半夏　桔梗　枳殼　白茯神　甘草　白豆蔻　黃芪　蘇子　山梔　各用等分。生姜三片為引

五五　行氣香蘇飲（治梅核氣咽嘔氣脹上攻胸膈痰痛）行氣香蘇湯。烏陳枳桔藏　朴夏燈心草。酒蒸熟大黃。　右用香附子　紫蘇子　陳皮　烏藥　枳殼　桔梗　厚朴　半夏　大黃（酒蒸）甘草　各用等分、燈心一分為引

五六 附治梅核氣方　先用逐痰丸。次用藥磨湯。再用舌餂散。逐痰星附夏陳礬。熱酒化礬糊丸方。用陳皮去白一兩半夏一兩南星一兩香附一兩白礬一兩用水酒化前四味再用礬水煎打糊為丸每服空心淡姜湯送下

藥磨星夏朴苓蘇。姜棗同煎碗用粗。磨將沉殼梹榔射　順磨五十八藥鋪。用南星四錢法半夏四錢厚朴四錢蘇薄荷四錢白茯苓四錢生姜七片元棗四枚用水一鐘煎六分將此藥熱水傾少許於粗碗內磨後藥後用磨射乾一塊沉香一塊梹榔一塊枳殼半個以上四味。依次入藥碗內用力順磨五十下仍入前藥和勻。食遠服之。重者六七服。即全愈矣。後二十日外服舌餂散

舌餂散用真明粉。貝母米瘖拌炒香。用真元明粉一錢二分大貝母二錢元藥用水拌溼入貝母全炒去米共為細末以舌餂之。

五七 噙化丸治梅核氣及痰氣入咽喉中咽不下吐不出如茅草長刺喉中作痒者新病吐酸久則妨碍飲食久則閉塞噙化丸中用雄黃。硼砂牙皂胆礬商。白礬棗肉丸成就。吐咽艱難第一方。右用胆礬　硼砂　牙皂　雄黃　各用等分共為細末紅棗擂丸如芡䕺大空心噙化一丸溫黃酒一盃過口服蘇子降氣湯。

五八 分心氣湯治男婦一切氣閉不和順多因憂愁思慮忿怒傷神臨食憂戚事不遂意致使抑鬱之氣留滯不散停於胸膈之間不能流暢

以致心胸痞悶脇脹虛脹噎食不通噫氣吞酸嘔噦惡心頭目眩昏四肢倦怠面色痿黃口苦舌乾飲食減少日漸羸瘦或大腸虛閉或因痛後胸中虛痞不思飲食皆可服之每遇咽喉匈氣梅核氣皆因氣攖而成用此服之屢屢取效故錄之以備參考互用

分心氣飲桂青皮。赤芍陳皮草腹皮。羌活紫蘇赤茯夏。木通姜棗燈白皮。

右用官桂　青皮　赤芍　陳皮　甘草　大腹皮　羌活　紫蘇　赤茯苓　半夏　木通　桑白皮　他方有加香附子　山梔子　枳殼　川芎　各用一錢　引用姜汁一匙或生姜一片元棗一枚燈心一分煎服

附治梅核氣方　用半夏一錢二分當歸八分茯苓八分烏藥一錢厚朴八分川芎一錢紫蘇八分枳實一錢青皮一錢二分甘草五分陳皮八分大腹皮五分檳榔五分木香五分姜一片引

又治梅核氣方　用當歸　陳皮　枳實　白茯苓　赤芍藥　半夏　枳殼　烏梅　黃芩　附子　瓜蔞　大腹皮　蒼朮　厚朴　蘇子炒　如嘔吐加枇杷葉。各用等分水煎。生姜一片為引

卌九　清膈化痰湯　清膈化痰陳夏草。茯苓枳實桔梗好。芩粉桑皮連蘇子。水煎姜片引堪巧。

右用陳皮　半夏　花粉　茯苓　甘草　黃芩　川黃連　黑山梔　枳實　桔梗　蘇子　桑白皮　各用等分生姜一片引

卆　牛黃清心丸　牛黃清心丸茯神。文蛤南星連角梗　荊防歸雄珠片

竺。元參甘射龍眼吞。右用抱木茯神二錢文蛤二錢胆南星二錢黃連二錢犀角二錢桔梗二錢荊芥二錢防風二錢當歸二錢雄黃二錢珍珠五分冰片五分元參二錢射香五分天竺黃五分共為細末用甘草膏為丸如龍眼大硃砂為衣薄荷湯下

附治膈氣方　用五倍子一錢明礬一錢共為細末用沉香磨燒酒和末服之服後肚痛片刻解出痰即愈

○○○溥虛火丸散

六一　補中益氣湯治中氣不足咽喉微腫而痛色白吐咯多痰上午痛甚或潰瘍不飲四肢倦怠口渴發熱口舌生瘡憎熱惡寒勞則體倦不思飲食此中虛熱亦宜用此服之補中益氣人參草。歸苓白朮升麻好　紫陳棗二姜三片。咽痛元粘五味巧。右用黃芪一錢五分甘草炙人參　當歸　白朮各三錢升麻　柴胡　陳皮各三分　引用元棗二枚姜三片如咽痛加元參五味粘子引去生姜。

六二　四物湯治血虛咽喉燥痛微微煩熱洒洒惡寒午後尤甚勞傷火動口破咽痰脯熱內熱脉數無力兼血熱口乾或牙齦痛煩燥不寧四物歸芎芍地。血虛煩熱堪醫。陰虛知柏枯參。渴加麥冬花粉。右用當歸　川芎　白芍　生地　或如陰虛火動咽痛加桔梗　黃柏　知母或加丹皮　柴胡　元參　如渴加麥門冬　天花粉各等分　用棗為引

六三　加減八味丸腎水不足虛火泛上發熱作渴口舌生瘡或牙齒潰蝕咽食作痛形容憔悴盜汗發熱五臟齊損俱皆可治八味丸熟地。茱萸懷藥皮。茯瀉為六味。加桂五味齊。右用大熟地四兩杵膏山茱萸去盡核二兩粉丹皮一兩五錢白茯苓一兩五錢澤瀉一兩五錢懷山藥二兩以上即是六味丸加入肉桂五錢五味子二錢五分他方有加熟附子共為細末。將地黃杵膏加煉蜜為丸治蜜煎熬至金黃色滴入水中。不散為妙

六四　溫中丸治中氣虛熱口舌生瘡不喜飲冷食肢體倦弱飲食不思溫中丸甘草。人參白朮好。姜汁共糊丸。每服五十效。右用人參　甘草　白朮　各用等分共為細末姜汁糊丸如桐子大每服五十丸白湯送下

六五　補黃散治脾胃虛熱口舌生瘡畏冷飲食補黃散人參。白朮白芍陳。再加炙甘草姜棗水煎吞。右用人參一錢白朮一錢炒白芍五分陳皮五分甘草五分炙水煎姜棗引

六六　人參安胃散治腹寒涼峻劑損傷脾胃口舌生瘡安胃散人參　生炙甘草均。白茯黃芪芍。黃連煎水吞。右用人參五錢炙黃芪二錢白芍五分生甘草五分炙甘草五分白茯苓一錢川黃連五分炒水煎服

六七　當歸活血湯治氣血俱虛口舌生瘡渴飲目赤面紅其脉洪大而無力當歸活血湯。氣血俱虛啇。一兩黃芪炙。當歸二兩嚐。炙黃芪一兩酒製當歸二兩水煎服

六八　七味白术散治中氣虛熱口舌生瘡不喜飲冷或吐瀉口乾　七味散人參。白术霍香登。白茯炙甘草　木香甘葛呑　右用人參　白术　藿香　白茯苓　炙甘草木香　甘葛　右藥各用一錢水煎服

六九　四君子湯治脾胃虛熱唇口生瘡食少作嘔大便不實　四君子人參。茯苓白术登。甘草同姜棗。脾胃虛熱呑。右用人參二錢白茯苓二錢白术二錢甘草一錢棗姜爲引水煎服。

○○○福　陰症從治

七十　理中湯治中氣不足虛火上攻以致咽間乾燥作痛味咽妨碍及脾胃不健食少作嘔肚腹徐痛　理中湯内藥四般。甘草白术及乾姜。加上人參爲妙劑。虛陰之火立時安　右用人參一錢炙甘草八分乾姜五分炒黑白术二錢煎服。

七一　少陰甘桔湯治少陰咽疼頭眩脉沉細而身尤熱服之　少陰甘桔湯。羌活升麻當　廣橘柴胡並。元參引葱嚐。右用羌活四分升麻四分廣陳皮六分柴胡六分元參六分黄芩六分川芎六分引用葱白一莖水煎不拘時服。

七二　半夏桂甘湯治疫癘夏寒變病及非時暴寒少陰症脉微細而沉自汗咽痛不利聲傷寒　半夏桂甘湯。各味三錢嚐。自汗咽痛病。姜引下利湯。右用桂枝三錢甘草三錢半夏三錢乾姜

三錢水煎服

七三　苦酒湯　苦酒湯中用桂枝。還有黃芩芍藥施。腎傷寒症脉沉細。咽疼自汗效立時。右用桂枝三錢黃芪五錢芍藥二錢水煎苦酒和服。

七四　人參白术湯（治喉痺癱不能言者只可進藥從此法治無有不愈）人參白术草。桔梗防風好。荊芥薄荷姜。或加附子巧。右用人參一錢白术一錢炙甘草一錢五分桔梗二錢防風五分荊芥五分蘇荷五分乾姜五分或加附子五分水二鍾煎徐徐飲服

○○○壽水藥噙漱

七五　冰梅丸　冰梅丸內夏南星。硝皂明礬防桔梗。加上食鹽同浸水。晒乾綿裹口中噙。右用鮮大南星二十五個切片用　朴硝四兩　牙皂四兩去皮弦　白礬四兩　桔梗一兩　防風四兩　食鹽四兩　他方加硼砂一兩　山豆根四兩　梅子一百個。先將鹽硝入水浸梅子上漫漫一指為度。過一日。將各藥為末入水拌勻。同梅子再浸七日取出晒乾再浸以藥水盡為度。方將梅子入罐收之日久梅子起白霜更妙用時以薄綿包裹一枚噙口令含出液徐徐咽下痰即化病即愈一丸可治三人不可輕棄之（又方內用甘草一兩不用牙皂者隨機權量可也）

七六　瑤池露　洗藥瑤池露。芷奈藿防辛。荊草銀花柏。地骨皮苦參

右用白芷　三柰　藿香　防風　細辛　荊芥　甘草　銀花　黄柏
地骨皮　苦參　各用等分煎湯溫溫噙嗽。
七七　水底冰治一切口舌牙瘡　水底冰噙口　象後萬年甘。　加上追風散　喉症
立時安。　右用象後　萬年甘　追風散　各用等分為末用滾水泡浸藥
末一時濾藥渣將冷噙口頻換。
七八　碧雲散治一切口舌熱積生瘡心煩喉爛渴腫痛　碧雲散中滑石膏。　青黛馬朴共芒硝。　寒
水石同為細末。　甘草還將水內熬。　右用寒石水飛六兩　石膏六兩　青黛六兩　馬牙
硝一斤　朴硝一斤　芒硝一斤　寒水石六兩　共為細末用甘草一斤　煎水和諸藥末調勻再
用火煎以柳棒攪之入青黛又攪勻傾出置水盆內候冷結成塊研末每用
少許噙化如喉閉少許吹入神效
七九　金露丸治一切喉腫閉塞　金露丸雄黃。　寒水石硼砂　甘草冰片蜜
食後一丸嚐。　右用寒水石煅四兩　雄黃一兩　硼砂二錢　甘草四錢　冰片二分五厘　共為細
末煉蜜丸如彈子大每於食後噙化一丸
〇〇〇永口舌吹飲
八十　趨涎散治三焦寔熱口舌生瘡潰爛疼痛難忍　赴涎散裏柏芩連。　梔子乾姜細辛全。

各味等分為細末。米泔噙漱即通仙。　右用黃柏　黃芩　黃連　梔子　乾姜　細辛　上各等分、共為細末、用米泔水漱口、吹藥敷患上、

八一　梆花散治虛火上攻口舌生瘡脣口俱破　梆花散黃柏。冰片青黛肉。虛火上攻脣。吹之顏笑福。　右用黃柏一兩　青黛三錢　肉桂二分　冰片三分　共末吹之。立刻笑顏開放

八二　綠袍散治口瘡兼治舌瘡　綠袍散陀僧、青黛黃柏勻。共研為細末。搽患妙如神。　右用陀僧一錢　青黛三錢　黃柏一兩　共為細末搽於患上神妙、

附治舌癰破方　用百草霜　食鹽　等分為末井水調敷舌上妙　又方用蒲黃為末、摻於舌上患處即愈。

八三　黃連瀉心湯治大人小兒心火妄動結成重舌木舌紫舌腫脹堅硬言語不清　黃連瀉心湯甘草。荊芥芩連梔子翹　薄荷粘子防風等。　木通加上飲堪妙。　右用黃連二錢　甘草五分　荊芥一錢　黃芩一錢　連翹一錢　梔子一錢　蘇荷一錢　粘子一錢　防風一錢　木通一錢　燈心一分　食後服

八四　黃連解毒治心積熱舌瘡腫痛　黃連解毒粘子生。　連翹歸芎丹皮根。柴前地骨銀花葛。　枳殼元參水煎吞。　右用川黃連　粘子　牡丹皮　地骨皮　連翹　生地　當歸　白芍　枳殼　桔梗　柴胡　前胡　銀

花　甘葛　元參　各等分水煎服。

八五　四物二陳湯治血熱口舌生瘡或夜發寒熱四物二陳湯。川芎　熟地　當。白芍　黃連炒。胡連水煎嚐。右用川芎　熟地　當歸　白芍炒　黃連炒　胡連各一錢水煎服

黑參丸治口舌生瘡久不愈者用元參一兩　天冬一兩　麥冬去心炒一兩共研細末煉蜜為丸如彈子大每用一丸綿裹噙化下

清金散治大人小兒白口瘡急惡狀似木耳用五倍子四兩　青黛共等分為末用好酒調敷瘡上。在喉者吹入於內。

立效散治唇緊瘡喉痛用訶子肉　文蛤　枯礬　各用等分共為細末搽貼唇上

附治口瘡神效方　用細辛　黃柏炒　共等分為末搽摻舌上吐涎即愈須旋合方神效　他方用黃連不用黃柏更為佳妙　又方用枯礬　黃丹用火煅紫色為度共為細末摻瘡上尤妙

梅花散治一切喉症火氣盛而難治者即用此藥敷足底心男左女右用梅花大片　大黃　半夏　川黃連三味共研細末用雞子清調敷足心另將冰片安放在中間但冰片不可研碎

〇〇〇安齒牙搽飲

八六　甘露飲治男婦胃中客熱齒齦腫悶牙宣出血心內多煩飢不飲食善睡嗜卧及咽喉生瘡腫爛甘露飲用天門冬。

生熟地黃芩麥冬。金釵石斛枇杷葉。甘草枳殼茵陳共。右用天門冬去心麥冬去心枇杷葉　生地黃　熟地黃　黃芩　枳殼　茵陳　石斛　甘草等分二錢加犀牛角尤妙水煎七分食後服若齒齦宣露腫悶煎藥漱之冷熱皆可

八十七　清胃散治胃經有熱牙齦作腫臭爛出血不止口瘡血衄口血鼻血牙宣　清胃散中用石膏。丹皮生地一同調。芩連還與升麻共。水煎噙服腫隨消。右用黃芩　石膏　丹皮　生地　升麻以上各一錢　黃連三分　當歸　用水二鐘煎八分食遠服

八十八　犀角地黃湯治陽明積熱牙齦腐爛出血不止牙宣及諸血衄嘔血通可治之俱皆有效　犀角地黃湯　丹皮白芍商　每用五錢煎。陽明積熱嚐。右用犀角　生地　丹皮　白芍水煎不拘時服如面色瘦黃大便黑者。更宜服之

八十九　棟褎丹治陽明胃經實火上攻血從牙縫而出　用棟樹菓二枚連皮肉搗爛綵綿裹先用溫湯洗淨餘血後以此丹塞牙縫中。血自止矣

九十　當歸連翹飲治陽明積熱牙痛口舌生瘡口臭痛不可忍者服之　當歸連翹飲地黃。川芎羌芷及荊防。甘草梔芩同枳殼。細辛加上甚堪嚐。右用當歸　川芎　生地黃連翹　防風　荊芥　白芷　黃芩　山梔子　枳殼　甘草　羌活以上各等分細辛少許右用水煎食後服

九十　清膈散治陽明溫熱上攻致牙腮寄症　清膈散中甘草。黃芩卻與連翹。薄荷石膏同煎。入大黃梔子朴硝。右用甘草五分黃芩一錢連翹一錢薄荷一錢石膏一錢五分大黃二錢山梔子一錢朴硝一錢五分引用淡竹葉三十片水煎入蜜二匙和服

九一　涼胃湯治陽明二經之火上攻牙疼痛腫搖動黑爛脫落者服之　涼胃條芩白芍　翹梔膏地升麻。丹桔霍香甘草。川連煎服無差。右用川黃連八分甘草八分霍香　丹皮二錢桔梗七分升麻七分連翹一錢生地黃八分石膏二匙黑山梔一錢白芍藥七分條芩一錢水煎食遠服

九二　蘆薈消疳飲治小兒走馬牙疳身倦氣粗牙齦腐爛氣味作臭以及穿腮破唇者服之　蘆薈消疳飲薄荷。元參甘桔共柴胡。升麻粘子羚羊石。梔子胡連竹葉枝。右用蘆薈五分銀柴胡五分胡黃連五分蘇薄荷五分元參五分甘草三分桔梗五分升麻三分粘子五分羚羊角五分石膏五分山梔子五分川黃連五分用淡竹葉為引水煎服

附搽擦牙齦去爛生新至妙良方　用蜒蚰絹包擦化入口內不拘時妙

九三　青霜飲治小兒口瘡走馬牙疳腐爛臭穢者宜服之　青霜散用人中白。青黛兒茶共黃柏。薄荷冰片一同和。口疳摻上涎流福。右用人中白一兩煅兒茶一兩黃柏六分薄荷六分青黛六分共末先用溫湯漱淨吹藥於上行六七次吹藥流涎外出愈　附治

口疳方用銅綠五分硼砂一錢射香三分梅花片三分人中白二錢煅血餘水洗煅存性共為細末吹之。

人中白散　用荔枝核燒存性人中白煅黃柏　川黃連　膽礬　共用等分為末吹之

九四　勒韁散治一切走馬牙疳爛臟不堪服之甚效　勒韁散人中。青黛枯礬雄。冰片銅青射。胡黃連末同。右用人中白煅一錢銅青三分枯礬三分青黛三分半雄黃三分胡連二分共為細末。再加射香五厘冰片五厘研為極細吹之

九五　鐵韁散治走馬牙疳　鐵韁散雄黃。黑棗去核藏　綠礬燒存性。為末搽良方。右用黑棗一枚去核入雄黃五厘用麻鹽水浸搓成線縛定燒成灰存性。為末搽之。

九六　化毒丹　化毒丹內桔人參。赤茯黃連甘草參　龍胆牙硝青黛片。硃砂金箔蜜為丸。右用人參三錢桔梗　元參　赤茯苓二兩川連　龍胆　青黛　牙硝一兩甘草五錢冰片五分硃砂三錢金箔二十張為衣　共為末煉蜜為丸如芡實大每服一丸薄荷燈心湯化服如痧症餘毒上攻口齒涎血臭穢用生地黃汁化下或竹葉燈心湯下亦可。

附治口瘡方　用番別十個燒灰無烟碗蓋存性以兒茶一錢冰片一分大甘草火燒存性三錢共為細末搽之神效

附治口牙冷瘡經年不愈神方　用黑棗三枚白砒五厘入去　棗肉燒灰為末加射香二厘冰片二厘共研為極細末搽之

元陰論曰人有齒縫出血者此乃陽明經元陰受傷致使相火動而傳於陽明經也若下唇內中間齒縫出血此任脉之所傷也上唇內中間齒縫出血此督脉之受病也皆是元陰不足以致相火動而為害並以滋補元藥中多加細辛甘草及佐以丹皮童便而治之不可用涼藥正治若因過食膏粱致使胸中積熱為患者以生地四物湯加丹皮知母黃連黃芩石膏之類稟氣壯旺者有可下以承氣湯下之因風熱承冒而然者亦可以生地四物湯加防風荊芥白芷升麻及黃芩黃連知母黃柏山梔之類

九七　補水益元湯　補水益元湯。芎熟生地黃白芍麥冬草。五味引姜嚐。

右用川芎二錢熟地黃三錢生地黃二錢麥門冬一錢白芍一錢甘草一錢五味子十二粒引用元棗二枚水煎服

附治鼻瘡方　用姜蚕七個蟬退七個獨肥皂子七個豭猪後蹄四兩用水二大碗煎至

一大碗早晚服、

附搽洗鼻瘡方　用官粉一錢三分輕粉一錢樟腦三分雄黃一分硃砂一分共為細末搽之

用甘草　皮硝　花粉　水煎洗之

九八　清胃散治上下牙疼痛不可忍牽引頭腦滿面發熱大痛此因服補腎熱藥及食辛熱厚味所致　清胃芩連歸地。細辛升石丹皮。大黃茶葉隨入。腫痛荊防更奇。右用當歸　生地　黃連炎月焙用　牡丹皮各用三錢　升麻一兩　如痛甚加石膏三錢　細辛三分　黃芩三錢　大黃酒蒸　如腫甚加防風一錢荊芥一錢用水煎稍冷服。

瀉胃散治牙疼痛神效　瀉胃芎歸芍地　防風荊芥丹皮。黃連薄荷甘草。牙疼立刻見奇。右用川芎　當歸　赤芍　生地　黃連　牡丹皮　防風　荊芥　薄荷　梔子　甘草　各等分用水煎服。

附定痛散治牙虫痛　定痛地歸桔梗。姜連椒芷梅參　細辛連翹甘草。嗑口噙漱嚥呑　右用當歸　白芷　生地　細辛　川連　川椒　桔梗　烏梅　甘草　苦參　連翹各用等分　水煎洗嗑口內漱噙數刻後再嚥呑下

蜂窩散治牙痛或腫以及風牙虫長痛不可忍者　蜂窩散用馬蜂。白藜花椒艾葱。荊芥細辛白芷。醋煎噙漱神功。右用馬蜂房　白蒺藜　花椒　艾葉　葱頭　荊

芥 細辛 白芷各用等分 醋煎噙口漱之良久吐出再易

清中散治胃經積熱牙齦腫痛或牽引頭面紅耳熱 清中連地草。當歸山梔好 升麻丹皮共。水煎食後咬。右用川黃連一錢當歸一錢生地一錢牡丹皮一錢山梔子一錢升麻八分甘草三分用水煎食後服。

白芷散治下片牙痛 白芷散中荊芥。防風赤芍連翹。薄荷石膏同入 牙痛服下全消。 右用防風 赤芍 荊芥 石膏 連翹 薄荷 等分水煎服

充 升麻防風散治風牙痛腫以治患牙齦 升麻防風羌獨連。芎歸地草薄荷全。細辛荊芥丹皮共。風牙疼痛立安然。 右用丹皮 升麻 防風 羌活 獨活 大生地 川黃連 川芎 當歸 薄荷 細辛 甘草 荊芥 各用等分水煎服

附牙痛症加減神效良方 用防風 荊芥 甘草 石膏 生地 丹皮 青皮 益母草 若上正四牙屬心加川連麥冬 下正四牙屬腎加黃柏 知母 上左二牙屬胃加川芎白芷 下左二牙屬脾加白朮白芷 上右二牙屬命門加當歸 茯苓 下右二牙屬小腸加木通車前 上左盡牙

屬肝經加龍胆羗活　上左盡牙屬肝加柴胡山梔　下右盡牙屬大腸加大黃枳殼　下右盡牙屬肺加黃芩桑白　右視各症加減量意等分俱不用引白水煎服

二神散 治一切牙疼等症　二神乾姜一兩。　雄黃為末三錢。　共末時搽患處。牙疼立刻安全。

又方　用菉豆二十一粒　胡椒七粒　共搗略碎。用綿裹。如菉豆大。每用一粒置於痛處永絕其患。如痛急不可忍者。先用燒酒漱口。吐出。用藥咬痛處

華撥散 治風溼虫牙疼痛作腫者宜用若遇陽明內熱作痛者勿用　華撥散中阿魏　射香氷片相隨。虫牙風腫堪用　陽明內熱用違。　右用真阿魏二錢　大梅片三錢　射香三錢　華撥二錢

附治牙痛神方　用陳石灰　潮腦　乾沙糖各等分　共末為丸搽於患處即愈

附治風蛀牙疼方　用巴豆半粒　射香一厘　以紙包塞耳內。不疼即去之　又方風蛀牙疼。用棉子三四粒　石灰多年壁上取　少許。共搗絹包咬痛處愈。

又方治一切風蛀牙疼等症　用胡椒二錢　川椒二錢五分　巴豆一錢去油　雄黃五分　共為細末。用麪糊丸如菉豆大。咬於痛處即愈。

又治風火蛀牙一切等症　用茘枝草有云是鶴風草　搗爛和醋少許。敷貼患處。

千金一笑散治風腫蛀牙痛不可忍用巴豆一個火略燒去殼胡椒三粒二共搗爛、用薄棉包藥、咬於痛處、流涎水出勿嚥、良久取出即止、大率一兩個牙痛多是虫牙宜去胡椒用川椒

又方治症同前用胡椒三粒火硝一錢棗肉為丸、擦於患處

薰牙止疼神效方　用紅燈籠紙、晒乾和艾、內加射香少許、以草紙捲作烟條、用紙糊作烟筒、如喇叭之狀、引烟薰於痛處、又方用天仙子為末、作條、離香油燃烟薰牙痛處、

附治火牙疼痛方　用雄黃　牙硝等分為末擦患處加氷片更妙、又方用乾堿擦患處、

救苦散治一切牙痛不止、用細辛末三分氷片二分雄黃　蟾酥三分乳香研碎和各藥末共為細末、同蟾酥為丸作條每用一粒塞在蛀牙孔內、或牙縫中如口中流涎任其流出、內服清胃散

附治牙疼不止方　用乾姜一兩細辛一錢草烏一錢射香五厘大梅片五分蟾酥半分

又治牙痛不止方　用青鹽不拘多少研末大荔枝七枚每個各開一孔每個入青鹽川椒十粒胡椒五粒裝滿於內、外用紙包三四層、黃泥封固、炭火煆存性、取出去紙灰研末每日擦牙、其痛即止、

又治牙痛方　用馬牙硝一兩銀硃一錢硼砂三錢氷片三分共研極細末擦痛處神效

齒衄方　用石膏濃煎汁漱齒血即止

牙痛方　用蓽撥一錢蟾酥二分川椒五分飛鹽二分共為細末以草梗咬牙鵝毛蘸藥點於牙根上神效

○○○康

諸毒會膿散治一切對口發背肚癰附骨疽魚口便毒二服後有膿即出無膿即消或膿或血俱可從大小便解出神效良方　右用當歸酒洗曬乾四錢白芷三錢川山甲用蛤粉炒三錢生大黃一錢乳香去油三錢炙姜蚕去系五錢杏仁去皮共另研三錢射香另研一分共為細末每服四五錢蜜湯調下或用歸尾湯亦可

治流注併腫痛方用人指甲一錢五分地鱉虫一錢五分蛀竹屑一錢五分敗龜板一錢五分蜈蚣一錢六分九厘枯礬一錢六分九厘槐花一錢六分九厘俱炙存性為末用湯洗浴以好酒調服五錢小兒調服三錢以酒醉為度忌食一切發物

治髭疔方　用麻虫羚羊角鎈末指甲刮末耳垢等分共為細末用麻虫和丸如大楓子用銀簪挑剔破疔頭入藥一粒在內上用紙盖勿令落出內流出黃水即愈　又方用黑棗一個地鱉虫一個共搗敷之

消毒丸治一切癧毒溼痰流注　用陳小粉一合青黛一兩甘草一兩整枝燒灰存性共為細末好醋糊丸

如桐子大每服二十丸酒下出汗為妙

治楊梅結毒方　用白丑炒白鮮皮炒五加皮炒各用七分共為細末紙包安於地下以出火毒每劑加土茯苓末四兩皂角子七粒水煎燈心為引服後忌鹽油醬醋茶百日

免槌膏治捧瘡免槌用朝腦　輕杭豆粉高　半夏同為末　面蜜調敷好

右用杭粉二兩菉豆粉三兩輕粉一兩潮腦一兩半夏五錢共為細末蜜調敷於患上七日即好

接骨丹　用五銖錢醋煆七次自然銅醋淬煆七次地鱉虫焙乾細末各用等分共末好酒送下不可多服　又方有熟蟹甲爪陰乾等分

治小兒疳疾兼治兩眼蒙朧白瞙遮睛羸瘦骨蒸　用紫邊蛤蜊殼半兩煆末穀精草炙乾五錢石蟹煆醋淬七次共末用雄猪肝二兩一塊竹刀批開入藥末三錢安內用線縛定水二鍾煮熟去線就於原汁內洗淨吃肝後將汁澄清服下

辰砂抱龍丸治急慢驚風慢脾傷寒傷風咳嗽生痰喘氣昏沉發熱鼻流清涕或吐瀉風暑十種熱症睡中驚掣疹疾班瘡胎風胎驚百病皆治乃利濕疎風去驚清熱中和之藥尤為活便幼童稺子之聖藥也　用天竺黃嫩白者四兩南星二兩硃砂四錢半為衣用雄黃秋冬用三錢春用一錢五夏用二錢射香三分過豆疹者不用明天麻五錢防風三錢甘草三錢如遇痘疹時

行、加用天花粉、右共為末雪水糊丸、龍眼核大每服一丸或用姜湯或用薄荷湯、磨下切宜視其症之寒熱可也

犀角化毒丹 治小兒胎熱積熱唇焦煩赤咽乾咬牙夢語便血溺血衄血大便不通小便不利胃熱上攻口舌生瘡走馬牙疳咽喉腫痛口鼻流涎頭面遍體瘡疥瘡疸赤遊丹毒眼目赤腫腮涎雲翳痘疹後餘毒未盡瘡腫凡瘡每服一丸燈心竹葉湯下食後化服 右用防風一兩 連翹去心一兩 桔梗一兩炒 川芎七錢 荊芥穗一兩 當歸酒洗一兩 赤芍七錢 山梔去殼七錢 元參一兩 薄荷去根 生甘草 山豆根各用一兩 犀角五錢 羚羊角五錢 共研細末、煉蜜為丸、如芡實大、

五福化毒丹 治小兒蘊積熱毒唇腫破生瘡牙根出血口鼻面紅咽乾煩燥并痘疹餘毒未解頭目身體多生瘡痍 右用犀角 桔梗 生地酒洗 朴硝 連翹 元參 粉草各用六錢 赤茯苓五錢 牛蒡子五錢炒 青黛三錢、共為細末、煉蜜為丸、如龍眼大、每服一丸薄荷湯下、如遇有驚、加硃砂為衣、

爛藥 用硇砂一分 砒霜三分 明礬五分 右將砒霜置鍋底、用礬蓋砒上、後却下硇於內、焙乾為末、用時挑少許、入刀口上、吹秘藥蓋之、

又爛藥方 用文蛤一個 挖一孔、去內屑、填硇砂、砒霜於內、將面封固、放鍋中微火炒枯黑取出、放安地上、以出火毒、用元米炒枯黑、等分、為末、照前法聽用

如遇丈蛤炒破必須另換再炒。又方用丈蛤一個挖孔去內屑入白砒於內外用麪封以元米一撮共入銅勺內炒勿使裂開待米微黑取出研末吹之或點於患上亦可

又爛藥方 用元米炒黑枯礬九分白砒六分共為細末吹之

均藥治喉總要藥取效神妙 用黄柏 鬱金 硼砂 山豆根 射香 青黛倶倍用 兒茶 龍骨 人指甲 象牙末 氷片 硃砂 青魚胆 川烏 如遇牙疳加萬年乾珍珠末金銀箔。遇喉疳加明礬血竭草烏末此藥另安一處臨時加入前藥共研細末吹之

化痞丹 用豬胆肝七個以皂角針刺孔將皮硝四兩醃肝一宿切片鍋內焙乾加真阿魏五錢血竭五錢水紅子四兩共磨為末磁器包藏每服二錢空心火酒送下痞如盤大者七服立消

附錄咽喉結毒方論

夫結毒咽喉者乃梅瘡燻火收遏毒沉於內又有未經燻擦見苗未久服藥不多內毒未盡便用點藥收斂鬱遏毒氣亦能治之但此症之發先從筋骨疼痛日後便發或生他處 別註全論於楊梅瘡條下惟在咽喉者此既全

書豈有不備故採輯用

仙遺粮湯治結毒初起筋骨疼痛已破肌肉潰爛　右用白蒺藜一錢仙遺根四兩即今土茯苓防風一錢荊芥一錢川芎一錢當歸一錢花粉一錢銀花一錢杏仁一錢靈仙一錢川連六分山梔一錢六分連翹六分白芷六分甘草六分在上加桔梗五分在下加牛膝六分水二碗煎一碗食後服忌食葷腥火酒房事

五寶散治結毒筋骨疼痛腐爛口臭諸藥不效及咽喉爛損湯水難下並皆足以取效　右用滴乳石四兩琥珀二錢硃砂二錢珍珠二錢冰片一錢各研細末對准和勻每藥二錢加飛麪八錢和勻每用入土茯苓一觔水數碗煎至五碗去渣分作五次每次入五寶丹一分和勻看病上下服之一日服十服自愈如遇鼻爛每日土茯苓內加　辛夷三錢咽喉腐爛加桔梗三錢忌食海醒牛羊火酒房事

生肌散　用乳香三分去油滑石一錢琥珀三分冰片三分土子五錢沒藥三分去油硃砂一錢五分雄黃一錢共研細末聽用

八寶丹　用人參三分焙　琥珀三分西牛黃二分丹砂一錢五分珍珠三分雄黃一錢滑石一錢乳香三分去油土子五錢沒藥三分共研細末入人指甲二三分　冰片　射香　象皮量意加用

吹喉八寶丹(治喉七十二症) 用生石膏(二錢) 軟石膏(二錢) 海螵蛸(一錢五分燒) 元明粉(一錢五分) 珍珠(半分) 冰片(一分) 雄黃(一錢) 王瓜硝(二錢五分) 共末用

附治王瓜硝法 用老王瓜(一個大) 破開去子將朴梢按滿合起用線紮懸於空處下用磁器候其滴水復成其硝取起聽用

附治喉內乳蛾下烙除根方 用莧菜(陰乾炙灰二錢) 銅碌(二錢) 輕粉(二錢) 雄黃(一錢) 雞內金(二錢) 寸香(二分) 兒茶(二錢) 共研細末麻油調搽明日再用甘草湯洗再烙之平後用生肌散吹之愈

生肌散 用花懿石(醋煅二錢) 碎兒茶(三錢) 乳香(一錢) 雞內金(二錢) 飛過黃丹(煅水飛研一錢) 血竭(三錢) 紅絨灰(一錢) 川連(一錢) 共末加冰片少許吹搽

附治喉閉喉風急救方 用鳳尾草搗汁滴入喉中漸漸即愈

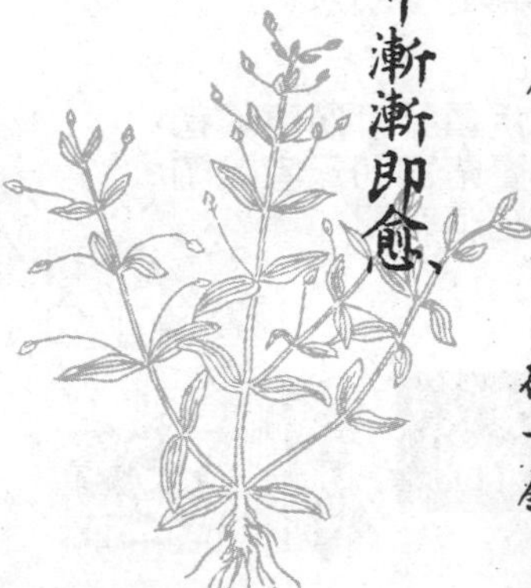

經驗喉科紫珍集下卷終

本系列已發行圖書目錄

書號	書名	作者	定價
LG001	分經本草	姚瀾	180元
LG002	藥症忌宜	陳澈	120元
LG003	跌損妙方	異遠真人	80元
LG004	金匱翼	尤在涇	350元
LG005	補註銅人腧穴鍼灸圖經	王惟一	80元
LG006	舌鑑辨正	梁玉瑜	120元
LG007	仙傳外科秘方	趙宜真	120元
LG008	保嬰易知錄	吳寧瀾	200元
LG009	雞峰普濟方 (丹藥篇)	張銳	100元

本公司出版品郵購價皆以定價85折優惠讀者，但單次郵購金額未滿新臺幣1000元者，酌收掛號郵寄費40元，若有任何疑問歡迎電話洽詢。

本公司備有出版品目錄，
歡迎來函或來電免費索取

中醫臨床經典⑩

增補經驗喉科紫珍集

LG010

出版者：文興出版事業有限公司
地　址：臺中市西屯區漢口路2段231號
電　話：(04)23160278
傳　眞：(04)23124123
發行人：洪心容
總策劃：黃世勳
作　者：朱翔宇
執行監製：賀曉帆
美術編輯：謝靜宜
封面設計：謝靜宜
印　刷：上立紙品印刷股份有限公司
地　址：臺中市西屯區永輝路88號
電　話：(04)23175495　傳　眞：(04)23175496
總經銷：紅螞蟻圖書有限公司
地　址：臺北市內湖區舊宗路2段121巷28號4樓
電　話：(02)27953656　傳　眞：(02)27954100
初　版：西元2005年8月
定　價：新臺幣120元整
ISBN：986-81200-3-9(平裝)

郵政劃撥
户名：文興出版事業有限公司
帳號：22539747

國家圖書館出版品預行編目資料

增補經驗喉科紫珍集 / 朱翔宇撰. -- 初版. --
臺中市：文興出版，2005〔民94〕
面；　　公分. --（中醫臨床經典；10）
ISBN 986-81200-3-9（平裝）
1.喉科（中醫）
413.55　　　　　　94009493